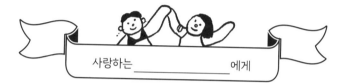

사랑하는 _____ 에게

성교육이 끝나면

더 궁금한

성 이야기

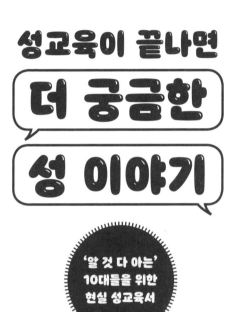

성교육이 끝나면
더 궁금한
성 이야기

'알 것 다 아는'
10대들을 위한
현실 성교육서

몰리 앨더튼, 다니엘라 펠만, 메간 힐튼, 줄리 라바르, 플랜드 패런트후드 로키마운틴 지사 함께 지음

앨리슨 맥클린 엮음 | 우아영 옮김

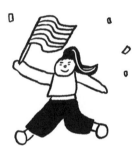

이 책은 오늘날의 청소년들을 위한 책입니다.

여러분 세대는 불합리를 바꿔

세상을 더 나은 곳으로 만들 수 있는 힘이 있습니다.

모든 섹스가 자발적이고 적극적인 합의를 통해 이뤄지는 곳,

어떤 사람을 사랑하고 스스로 성을 어떻게 인지하건

누구나 차별받을 두려움 없이 자신을 표현하며 살 수 있는 곳,

사람들이 가장 건강한 결정을 내리는 데

필요한 모든 정보를 얻을 수 있는 곳,

그리고 섹슈얼리티의 중요성을 서로 공감하는 곳 말입니다.

우리는 여러분을 믿어요.

그리고 여러분을 위해

우리가 존재한다는 것도 잊지 마세요!

차례

머리말

'섹스'는 어디에나 있습니다. 아니라고요? 적어도 사람들이 항상 이야기하는 주제이긴 하죠. 솔직히 말해서 이건 어느 정도 진실이에요. 우리는 매일매일 온종일 섹스에 둘러싸여 사니까요. 광고에서 성적인 이미지를 보고요, 좋아하는 노래의 성적인 가사를 별생각 없이 따라 부르곤 합니다. 그런데도 섹스와 관련된 주제를 꺼낼 때는 소곤소곤 부끄러워하며 얘기해야 하고, 감시의 눈초리를 받곤 하죠. 다른 건강관리와 관련한 주제는 그렇지 않은데 말이에요. 성적 활동은 인간의 일부이며 삶의 모든 단계에서 경험하게 되는 건데, 그에 대해 이야기하기란 왜 이토록 어려운 걸까요?

여기엔 수많은 답이 있습니다. 한 가지 중요한 문제는 이 책의 저자들이 살고 있는 미국이 성교육에 접근하는 방식이에요. 대부분의 어른은 청소년이 섹스와 관계, 각자의 몸에 대해 알아야 할 모든 것을 학교에서 배운다고 생각합니다. 부모님들이 중고등학교 성교육을 지지하긴 하죠. 하지만 현실은 제대로 굴러가고 있지 않아요. 믿거나 말거나, 미국 전체에서 24개 주와 컬럼비아 특별구(미국 수도인 워싱턴DC)만 학교에서 의무적으로 성교육을 하고요, 그중 13개 주만 성교육에서 제공하는 정보가 의학적으로 정확해야 한다고 요구합니다. 심지어 일부 주에는 성적지향 같은 주제에 대해 정보를 제공할지 말지를 규정하는 법률이 있어요. 청소년이 배워야 할 내용과 학교 교실에서 실제로 얻을 수 있는 정보 사이에 큰 격차가 존재하는 거죠.

저희 '플랜드 패런트후드'는 100년이 넘는 긴 시간 동안 성 건강관리에 대한 양질의 정보를 옹호하고 제공해온 미국 최대 규모의 성교육 단체입니다. 다시 말해 성교육에 관한 한 좋은 것, 나쁜 것, 추한 것 모두를 들어봤다는 뜻이죠! 성욕이 왕성한 사람들을 비교하거나 성을 씹던 껌과 중고 테이프에 비유하는 말까지, 지난 수십 년 동안 청소년들은 관계와 성에 대해 굉장히 형편없는 메시지를 접해왔습니다. 그 결과 섹스는 입에 담기 어렵고 종종 수치스러운 것이라는 정서가 지속적으로 퍼져왔죠.

하지만 이제 우리가 바꿀 겁니다! 성교육자로서 우리의 임무는 청소년뿐만 아니라 누구나 원할 때 바로 필요한 정보를 얻을 수 있도록 돕는 것입니다. 모든 섹스가 합의를 거쳐 이뤄지고 동시에 즐겁기를 바라기에 이 일을 하게 됐어요. 누구나 언제, 어떻게, 누구와 섹스할지 스스로 결정할 수 있기를 바랍니다! 누구든지 수치심을 느끼지 않고 성 관련 정보에 접근할 권리가 있다고 믿습니다. 한 사람의 성적 정체성과 표현, 성적 활동은 매우 사적이고 독특한 '그'만의 것이라고 생각해요. 성교육자들은 본질적으로 이런 신념을 가지고 있습니다. 그래서 우리는 개방적이고 정확한 정보를 개인적 판단이 개입되지 않은 안전한 방법으로 제공한다는 사실에 자부심을 갖고 있습니다. 그러나 동시에 우리가 모든 사람을 위해 어디에나 존재하기란 어렵다는 것도 알고 있죠. 그래서 어떻게 했냐고요?

플랜드 패런트후드 로키마운틴 지사는 2009년 '성교육이 끝나면 더 궁금한 성 이야기(ICYC, In Case You're Curious)'라는 문자메시지 서비스를 출시했습니다. 언제 어디에서나 청소년들을 돕기 위해서였죠. 어디에 사는 누구에게든, 섹스와 섹슈얼리티에 관해 궁금해하는 모든 질문에 현실적이고 개인적인 답을 비밀리에 제공할 수 있게 되었습니다. 손안에 늘 함께하는 휴대폰을 통해서요! 질문에 답변하고 의료 정보에 연결해주며 더 읽을거리를 제공하는 진짜 성교육자들이 여기에 있습니다. 160자짜리 휴대폰 문자메시지 안에 말이죠.

이 서비스를 담당하는 성교육자들은 다양한 성장 배경에서 자란 사람들로 이루어져 있고, 100년 넘게 이어져온 성교육 노하우를 전수받았습니다. 미국 전 지역에서 수많은 플랜드 패런트후드 계열사와 보건 부서가 함께 일하고 있어요. 첫해엔 1년간 주고받은 메시지가 76개에 불과했지만 점점 늘어서 2018년에는 무려 7,281개가 넘는 메시지가 오갔습니다. 이 서비스의 목표는 누구나 필요할 때 언제 어디서든 우리와 연락할 수 있도록 하는 거예요. 직원들은 24시간 이내에 질문에 응답하고요, 반복해서 질문하는 사용자도 수천 명에 달한답니다.

이 문자 서비스가 핫라인은 아닙니다. 긴급 상황에서 쓰도록 만들어진 게 아니거든요. 하지만 누군가 어려운 상황을 헤쳐나가도록 도울 수는 있어요. 멋진 일을 해내고 있는 훌륭한 핫라인을 많이 알고 있고요, 이들과 똑같이 하는 게 아니라 필요한 사람과 핫라인을 연결하는 게 우리의 목표입니다. ICYC는 개인적 판단이 들어가지 않은 최신 성 건강 정보를 휴대폰을 통해 얻도록 돕는 서비스예요.

그럼 왜 책을 내느냐고 묻겠죠? ICYC를 운영해온 지난 6년 동안 4만 7,000여 건이 넘는 문자메시지를 주고받았고, 7만 9,000여 건이 넘는 다양한 상호작용과 대화를 경험했어요. 그러면서 정말 많은 사람이 굉장히 비슷한 질문을 한다는 걸 알게 됐죠. 궁금한 걸 물어보는 게 괜찮은 일이라는 걸 말해주고 싶었어요. 문자 그대로 '모든' 사람은요, 섹스와 섹슈얼리티에 대한 저마다의 궁금증이 있답니다. 완전 정상이에요. 질문하는 걸 부끄러워하지 않아도 됩니다. 모르긴 몰라도 여러분이 지금 궁금해하는 질문은 이미 수많은 사람이 엄청나게 물어봤던 질문일걸요. 여러분이 아무리 기괴한 질문이라고 생각해도, 우린 이미 들어봤을 가능성이 크답니다.

이미 말씀드렸듯 우리는 성교육자예요. 일에 자부심을 갖고 있고, 여기 이 자리에서 계속할 겁니다. 매일매일 여러분의 질문에 답하면서요.

이 책과 함께 즐거운 시간 보내시길 바랄게요!

엮은이 앨리슨 맥클린

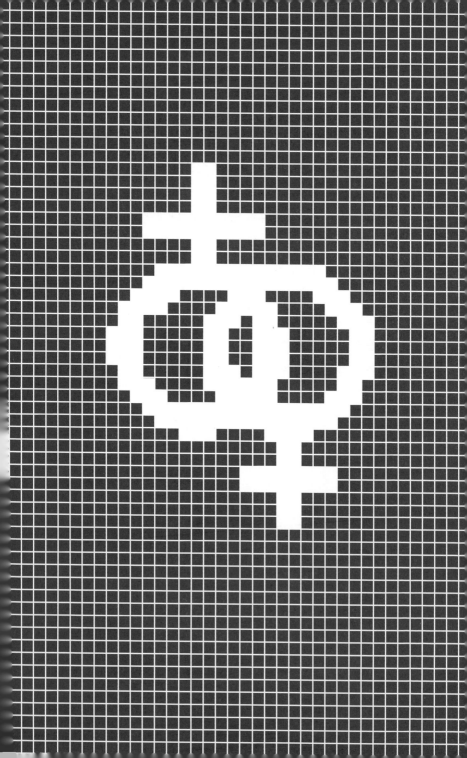

소개합니다

이 책은 누구를 위한 것일까요? 섹스에 대해 질문해본 적이 있나요? 지금 손에 이 책이 들려 있나요? 그렇다면 이 책은 여러분을 위한 거예요!

《성교육이 끝나면 더 궁금한 성 이야기》에 오신 걸 환영합니다! 십 대들은 변화하는 몸, '일반적'인 게 어떤 건지, 섹스는 어떻게 하는지, 건강한 관계는 어떻게 유지하는지 등 엄청나게 궁금한 게 많을 거예요(현실을 직시해보죠. 십 대뿐만 아니라 거의 모든 사람이 그래요!). 실연하면 왜 그렇게 마음이 아픈지 늘 궁금했나요? 누군가 쿠퍼액으로는 임신이 안 된다고 말한 적이 있나요? 그렇다면 제대로 오셨습니다! 그래서 우리가 여기에 있는 거니까요. 이 질문에 대한 해답뿐만 아니라 늘 궁금했지만 절대 알 수 없었던 질문들에 대한 답도 알고 있어요.

이 책에는 가장 흔히 받은 질문들을 담았습니다. 여기서 제공하는 정보는 기본적이며 쉽게 찾아볼 수 있는 참고 자료입니다. 그렇다고 더는 가족과 대화할 필요가 없다거나 자료를 그만 찾아봐도 된다는 의미는 아니에요. 이 책은 부모님이나 선생님, 심지어 친구에게조차 물어보기 꺼려지는 사적인 질문들에 대한 답을 찾는 걸 돕는 참고서입니다. 어쩌면 주변 사람들에게 물어보고는 싶지만 어떻게 대화를 시작해야 할지 갈피가 안 잡힐 수도 있어요. 그럴 때도 이 책이 도움이 될 겁니다! 그 어떤 질문에 대해서도 이야기할 수 있다는 걸 알려드리고 싶어서 그리 흔치 않은 질문도 일부 포함시켰어요. 성적 건강과 관련한 어떤 질문도 대환영입니다!

그냥 인터넷에서 답을 찾으면 안 되나요?

인터넷에서 이런 질문들에 대한 수많은 답을 비롯해

더 많은 정보를 얻을 수 있는 건 사실입니다. 하지만 종종 웹페이지를 엄청 많이 검토해야 할 때가 있고, 인터넷 정보가 신뢰할 만한 것인지, 진실인지 항상 확신하기도 어렵죠. 이 책에 있는 모든 질문에 대한 답은 훈련받은 성교육 전문가들이 가장 최신의 정보를 기준으로 작성했습니다. 낙인 없이 포괄적인 답변을 쓰기 위해 무척 주의를 기울였어요. 우리의 목표는 모두가 각자의 성 건강에 관한 결정을 내릴 때 도움이 될 만한 자료를 제공하는 것입니다. 정확한 정보를 가진 사람들을 신뢰하면 평생 최고의 의사결정을 내릴 수 있을 거예요.

그래서 이 책을 읽고 나면 나도 전문가가 된다는 말인가요?

이 책의 답변들은 아주 좋은 출발점입니다. 하지만 이 책 한 권에서 섹스와 성 건강에 대한 모든 걸 다루기는 불가능합니다. 따라서 몇몇 답변은 그저 시작에 불과하다는 걸 여러분이 이 책을 읽을 때 꼭 알아주셨으면 해요.

더 중요한 건, 모든 사람에게 섹스의 의미가 다르다는 사실입니다. 당신이 생각하는 '전문가'의 정의는 다른 사람이 생각하는 것과 완전히 다를 수 있어요. 섹스에 대한 가치관이나 의견, 생각은 사람마다 다르답니다. 이 책의 목적은 유용한 정보를 제공하는 것이지만, 여러분에게 무엇이 맞고 안 맞는지 알아내는 일을 이 책으로 대신해선 안 돼요. 그러니까 책을 읽는 동안엔 스스로를 돌보도록 하세요. 거품 목욕을 하거나 좋아하는 음악을 들으면서, 혹은 친구와 함께 이 책을 읽을 수 있겠죠. 누구나 성 경험을 잘 조절하는 건 아닐 겁니다. 우리는 이 문제에 민감하게 대처하려고 해요. 본문이 끝난 뒤에는 여러분이 지금 겪는 문제를 해결하는 데 도움이 될 만한 정보들을 적어두었습니다.

이런 걸 누구한테 물어봐야 하죠?

좋은 질문입니다! 이 책을 통해 '신뢰할 수 있는 어른'이라는 표현을 보게 될 거예요. 신뢰할 수 있는 어른이란 여러분이 이런 종류의 대화를 안전하고 편안하게 함께 나눌 수 있는 누구나입니다. 가령 이런 어른들이죠.

- 부모/후견인/돌봄 교사/기타 가족 구성원
- 교사
- 코치
- 의사/임상의사
- 청소년그룹 지도교사
- 가족의 친구들
- 그 외 여러 사람

연인이나 친구들과 이야기하는 것도 좋아요. 하지만 성장 중인 혼란스러운 시기에 길을 찾는 데는 종종 어른의 조언이 도움이 될 때가 있답니다.

알겠어요. 책을 읽기 전에 알아야 할 것이 더 있나요?

두 가지 준비물이 필요해요. 하나는 이 책에서 사용한

언어에 대한 이해입니다. 이 책에 실린 질문들은 우리가 받은 그대로 실었어요. 속어나 철자가 틀린 단어, 또 문법이 잘못된 문장들을 발견하게 될 거예요. 우리는 청소년에 대해 연구하고, 청소년이 우리에게 질문을 하죠. 그렇기에 그들의 목소리를 그대로 책에 싣는 게 맞는다고 판단했어요.

이 책에서는 남성, 여성, 소년, 소녀 대신 '음경을 가진 사람'과 '질을 가진 사람'이라는 용어를 쓸 거예요. 음경을 가진 모두가 남성으로 구분되는 게 아니고, 질을 가진 모두가 여성으로 구분되는 게 아니기 때문이죠.(4장에서 이에 대해 더 자세히 알아볼 거예요.) 우리는 사람들이 자신의 몸에 대해 가장 정확한 정보를 얻는 데에 많은 관심을 기울이고 있고요, 그렇기 때문에 신체 각 부위를 비롯해 이 부위들이 안전하고 건강하기 위해 필요한 정보에 대해 아주 직접적으로 이야기한답니다. 책을 읽으면서 전에 들어보지 못했던 단어나 용어를 만날 수도 있어요. 책 뒷면 '용어 해설'(341쪽)에서 설명을 찾을 수 있습니다.

몸이 아주 다양한 방식으로 보일 수 있다는 사실도 사

람들이 알았으면 좋겠어요. 그래서 말인데요, (스포일러 주의!) 외음부, 질, 음경 그림을 아주 많이 실었어요…, 크!

자, 이제 누가 무엇을 왜 다뤘는지 알게 됐으니까 여러분은 계속해서 책을 읽어나가며 즐기면 됩니다. 우리는 성교육을 아주 진지하게 생각하지만, 여러분이 이 책을 통해 재미와 편안함, 정보도 얻게 되기를 바라요.

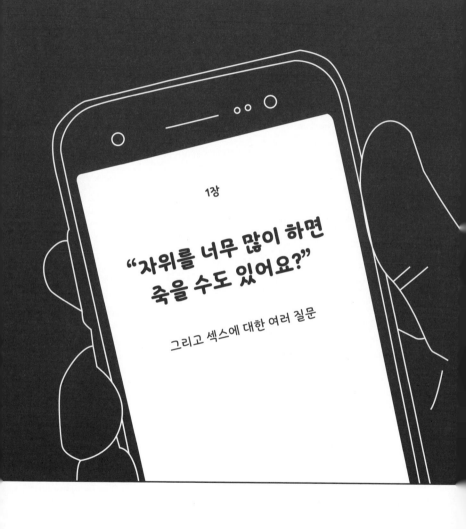

1장

"자위를 너무 많이 하면
죽을 수도 있어요?"

그리고 섹스에 대한 여러 질문

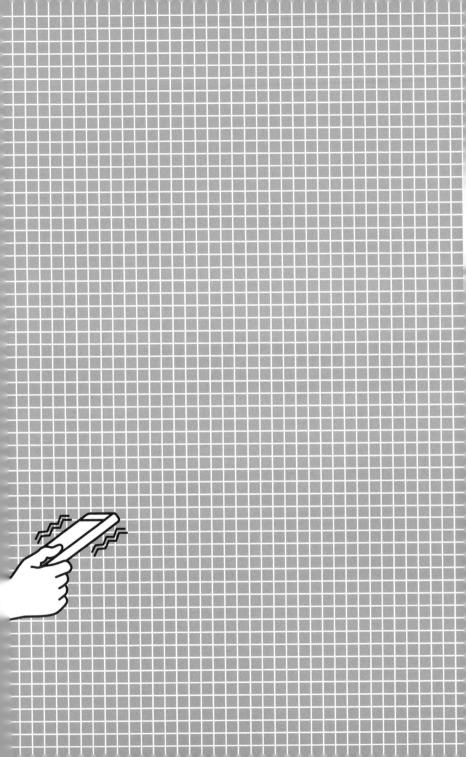

언제 섹스할 준비가 될까요?

섹스를 할지, 한다면 언제 할지 결심하는 건 매우 개인적이고 큰 결정입니다. 누군가와 낭만적이고 감정적으로, 또 육체적으로 연결되는 건 정말 놀라운 일이죠. 어떤 사람이 섹스할 준비가 됐는지 확인할 수 있는 완벽한 체크리스트는 존재하지 않아요. 하지만 결정하는 데 도움이 될 만한 몇 가지 고려 사항은 있습니다. 가령, 성적으로 무엇을 원하고 원하지 않는지 등 당신의 '선'에 대해 연인과 편안하게 이야기하고 있나요? 어떤 피임법을 쓸지, 정확한 피임법에 대해 확실히 알고 있는지 생각해본 적 있나요? 만약 임신이 된다면, 혹은 성병에 걸린다면 어떻게 할 건가요? 파트너가 당신의 요구를 존중한다고 믿나요? 당신의 결정에 확신이 드나요? **섹스에 대해 생각할 때 편안한 기분인지, 혹시라도 준비되지 않은 걸 한다는 생각이 들지는 않는지 확인해보세요.**

사람들은 왜 섹스를 하고 싶어 하죠?

사람들은 여러 가지 이유로 섹스를 합니다! 어떤 사람들은 육체적인 느낌이 좋아서 섹스를 하고요, 또 어떤 사람들은 파트너와 감정적으로 가까워지고 싶어서, 또는 아기를 갖거나 편안해지고 싶어서, 스트레스를 해소하려고, 또 누군가는 운동 삼아서 섹스를 하기도 한답니다. 이유가 무엇이건 그들의 선택이라는 게 중요해요. 어떤 사람에게 섹스란 정말 중요한 일인데 누군가에겐 별일 아니기도 하죠. 여러분의 삶에서 섹스가 차지하는 비중을 곧 알게 될 거예요.

성교육이 끝나면
더 궁금한
성 이야기

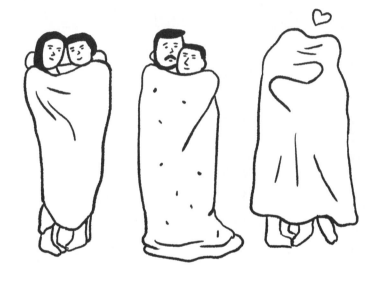

섹스할 때
느낌이 어때요?

그건 **사람마다 달라요.** 어떤 사람들은 섹스가 황홀하다고 생각하지만, 누군가는 섹스에 별 관심이 없거나 심지어 싫어하기도 하죠. 기분이 좋아지는 이유는 섹스할 때 주로 자극받는 신체 부위에 수천 개의 신경 말단이 있기 때문이에요. 이 신경 말단들이 기분이 좋은 것과 그렇지 않은 것을 뇌에 알려줍니다. 섹스를 할 때 뇌에서 화학물질도 방출되는데, 이 물질들이 행복이나 이완되는 기분을 느끼게 해주죠. 사람들은 좋아하는 게 제각각 다르기 때문에 무엇을 하고 싶은지는 여러분의 결정에 달렸어요. **연인과 함께 좋은 것과 싫은 것에 대해 대화**하면 섹스를 최대한 즐겁게 할 수 있을 거예요.

성교육이 끝나면
더 궁금한
성 이야기

음경을 빨았다고
순결을 잃는 건 아니죠?

사람에 따라 '순결'이라는 용어의 뜻을 다르게 생각할 수 있어요. 우리는 섹스를 **오럴섹스, 항문섹스, 질 삽입 섹스** 등 세 가지로 정의합니다. 순결이라는 단어는 의학 용어가 아니기 때문에 정의하기 나름이에요. 중요한 건, 사람들이 순결을 뭐라고 정의하든 성경험이 있거나 없는 걸 전혀 부끄러워할 필요가 없다는 사실입니다. 성생활에 대한 각자의 선택은 아주 개인적이며 정상적인 것이기 때문이죠. 만약 오럴섹스를 하기로 결정했다면 그게 어떤 형태이든 중요한 건 이거예요. 오럴섹스로 임신할 수는 없지만 성병은 옮길 수 있으므로, 위험을 줄이기 위해서는 **반드시 콘돔을 사용해야 한다**는 사실을 기억하는 거죠.

자, 그럼 탐폰은 어떨까요? 다시 말하지만 우리는 섹스를 오럴섹스, 항문섹스, 질 삽입섹스 등 세 가지로 정의해요. 따라서 탐폰을 사용하는 건 섹스가 아니죠. 만약 이 답변이 당신이 생각하는 순결의 정의와 다르다면, 그것도 괜찮아요. 질 안에 아무것도 넣고 싶지 않은 사람들을 위한 다른 월경 용품들이 있으니까요.

남편, 아내와는 피임하지 않고 섹스해도 괜찮나요?

이 문제에서 누군가와의 관계가 어떤 상태인지는 전혀 중요하지 않아요. 누구나 각자 피임을 할지 말지 결정할 수 있어야 합니다. 만약 더는 피임을 하지 않겠다고 결정하면, 그 결정에 대해 **파트너와 대화**해야 합니다. 파트너에게 알리지 않고 피임을 중단하는 건 문제가 있어요. **두 사람이 결혼한 관계라고 해도** 임신을 피하거나 성병 전파를 막기 위해 계속 피임을 해야 할 수도 있죠. 꼭 기억하세요. **어떤 성병은 치료되지 않습니다.** 이 사실은 여러분이 결혼을 한다고 해도 바뀌지 않아요! 어떤 커플은 피임을 더는 안 할 수도 있겠지만, 그건 그들이 임신할 준비가 됐는지에 달렸어요. 모든 커플은 위험성에 관해 이야기하고 각자의 관계에서 최선을 선택해야 합니다.

자위해도
돼요?

자위란 자기 몸을 스스로 애무해서 좋은 기분을 느끼는 걸 말합니다. 좋은 소식은 자위로는 성병이 옮거나 임신을 할 수 없다는 거예요! 사실 자위는 수많은 사람이 즐기는 건강한 활동입니다. 물론 하는 사람도 있고 안 하는 사람도 있죠. 자위를 하고 안 하고는 개인의 선택이에요. 각자의 가치관, 신체 상태, 자위를 편안하게 느끼는지 등에 달렸죠. 그러나 주의해야 할 게 있어요. **자위는 개인 공간에서 해야 합니다.**

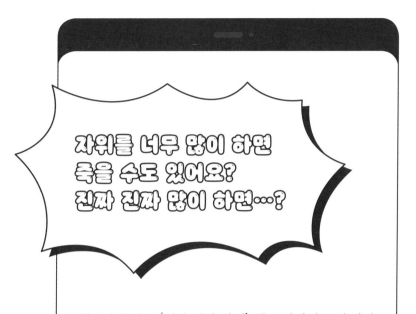

자위를 너무 많이 하면 죽을 수도 있어요? 진짜 진짜 많이 하면…?

섹스나 자위를 '진짜 진짜 많이' 해도 사람이 죽진 않아 요. 누군가 섹스나 자위를 하는 도중에 죽었다면, 그건 보 통 다른 원인 때문이죠. 파트너와 합의했다는 전제 하에, 그리고 문제에 휘말리지 않고 일상을 무너뜨리지 않는 선 에서 누구나 원하는 만큼 섹스하고 자위해도 됩니다.

섹스하면
아픈가요?

섹스는 절대 아파서는 안 됩니다. 질 삽입섹스를 처음 할 때 질을 가진 사람은 꼬집히는 듯한 통증을 느끼기도 하는데요, 질주름●이 찢어지거나 늘어나면 종종 그럴 수 있어요. 이전에 질 삽입섹스를 한 경험이 있거나 항문섹스를 하는 도중에 통증이 느껴진다면, 감염이나 성병이 원인일 수 있습니다. 또는 충분히 흥분하거나 이완되지 않았기 때문일 수도 있고, 윤활제가 부족해서일 수도 있어요. 질병 때문일 수도 있고요. 중요한 건 **만약 섹스가 고통스럽다면 즉시 중단한 뒤 파트너에게 이야기하고 병원에 가야 한다**는 겁니다. 섹스는 두 사람 모두에게 즐거운 일이어야 해요.

● 옮긴이 주: Hymen, 질 입구를 일부 가리고 있는 탄력적인 조직. 질을 완전히 가리는 막이 아닐뿐더러, 성기 삽입 이후 찢어질 수도 아닐 수도, 혹은 아물 수도 있어서 성경험 여부를 가리는 기준이 되지 못한다. '처녀막'이라는 용어에서 비롯된 잘못된 환상이 많기 때문에 이 책에서는 질주름이라는 용어를 쓴다.

처음 섹스할 때
피가 난다고 하던데
진짜인가요?
모든 여자가 그런 건가요,
아니면 일부만 그런 건가요?

사람은 다 달라요. 질 삽입섹스를 처음 할 때 피를 흘리는 사람도 있고 안 흘리는 사람도 있죠. 둘 다 지극히 정상이에요. 처음 섹스할 때 질주름이 찢어지면서 피가 나올 수 있습니다. 만약 질 삽입섹스를 처음 하는데 피가 나지 않는다고 해도 그 사람이 이전에 섹스 경험이 있다는 뜻은 아니에요. 삽입섹스를 경험하기 전에도 많은 사람의 질주름이 찢어지곤 한답니다.

섹스하고 나서
질이 새면 어떡해요?

섹스를 하고 난 뒤 질을 가진 사람의 **질구를 통해 액체가 나오는 건 흔하고 일반적인 일**입니다. 그 액체는 보통 질이 성적으로 흥분하면서 만들어진 정상적인 질액이에요. 만약 질을 가진 사람이 음경을 가진 사람과 콘돔 없이 섹스를 했다면, 질액과 사정액이 섞인 액체겠죠. 중력이 작용하면서 질 속의 액체가 흘러나오게 됩니다. 질에서 액체가 빠져나온다고 해도 정자는 이미 몸속 저 안쪽으로 헤엄치기 시작했기 때문에 임신이 될 가능성은 여전히 남아 있어요.

섹스는 얼마나
오래 해야 되나요?

하는 사람이 원하는 만큼 길게 해도 돼요! 어떤 사람은
오르가슴을 느끼거나 사정한 뒤에 섹스를 끝내는데, 어
떤 사람은 그렇지 않아요. 어떤 사람은 아주 금방 오르가
슴을 느끼거나 사정을 하는 데 반해 어떤 사람은 훨씬 오
래 걸리기도 하죠. 어떤 사람은 오르가슴을 느끼거나 사
정하기도 전에 섹스를 마치기도 해요. 성행위는 1분간
할 수도, 1시간 동안 할 수도 있답니다. 각자 마음이에요.
그러나 **한 사람이 멈추기를 원하면 그 순간 섹스를 중단
해야 합니다.**

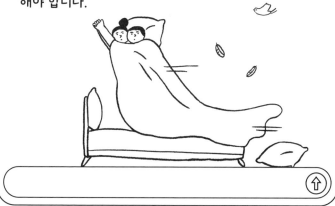

여자를 흥분시키려면
어떻게 해야 해요?

미안하지만 누군가를 성적으로 흥분시키거나 자극하는 단 한 가지 비법은 존재하지 않습니다. 사람들은 좋아하는 게 다 달라요. 어떤 사람은 만지는 걸 좋아하고, 어떤 사람은 애인이 말하는 걸 좋아하죠. 그냥 쳐다보거나 훑어보는 눈길을 좋아하는 사람도 있어요. 음악을 틀거나 향초를 켜서 분위기 잡는 걸 좋아하는 사람도 있고요. 그 사람이 무엇에 흥분하는지를 알아내는 가장 좋은 방법은 직접 물어보는 거예요. 당신과 연인, 둘 다 각자 스스로를 표현하고 서로가 지키고 싶어 하는 선에 귀를 기울이는 것이 중요합니다.

오르가슴이 뭐예요?

오르가슴은 성기나 전신을 통해 느껴지는 강렬한 성적 쾌감을 뜻해요. 절정이라고 말하기도 하죠. 질이 액체를 분비하고 음경이 정액을 방출할 수 있지만, 항상 그런 건 아니에요. 어떤 사람들은 폭죽이 터지는 것 같다고 말하기도 하는데요. 걱정할 필요는 없어요. 실제로 불꽃이 터지는 건 아니니까요.

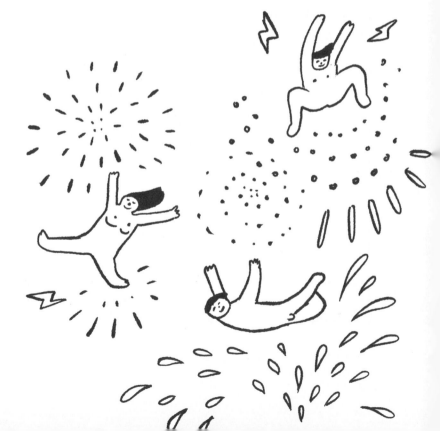

여자들이 가짜 오르가슴을 연기하는 이유는 뭐죠?

'가짜 오르가슴'은 절정에 다다르지 않았는데 그런 척 연기하는 거예요. 누구나 할 수 있고요, 질을 가진 사람만 하는 게 아니랍니다. 이유는 각자 다를 수 있어요. 누군가는 오르가슴을 느끼지 못할 수 있고요, 누군가는 그저 파트너를 기쁘게 해주고 싶어서 그럴 수도 있어요. 또 누군가는 피곤함을 느껴 섹스를 그만하고 싶어서 그러는 것일 수도 있고요. 원래 그래야만 하는 줄로 아는 사람도 있죠. 이유가 무엇이건, 그 누구도 오르가슴을 연기해야만 한다고 느껴선 안 된다는 게 중요해요.

모든 성적인 관계에서는 개방적인 의사소통이 정말, 가장 중요해요. 무엇이 좋고 싫은지 말할 수 없다면, 섹스를 진정으로 즐기지 못 할 수도 있답니다.

남자들은 왜 신음 소리를 내요?

예를 들어볼게요. 맛있는 음식이 여러분 앞에 놓일 때 "음~"이라고 말해본 적이 있나요? 사람들은 뭔가 즐거운 것에 대해 각기 다른 방식으로 반응해요. 소리를 내는 것도 그중 한 가지 방식이고요. 그래서 어떤 사람들은 젠더에 관계없이 섹스나 성행위를 할 때 신음 소리를 낸답니다. 신음 소리를 내는 이유가 꼭 한 가지만은 아니에요. 진짜 기분이 좋아서일 수도 있지만, 다른 걸 의미할 때도 있죠. 솔직히 말이죠, 상대방이 왜 신음 소리를 내는지 알 수 있는 단 한 가지 방법은 직접 물어보는 것뿐이에요.

음경이
질에 끼면 어떡해요?

가능할까요? 어쩌면요. 확률이 클까요? 그건 아니에요. 질은 말이죠, 일종의 주머니와 같아요. 청바지 주머니를 떠올려 보세요. 바지 주머니에 뭔가를 넣으면 주머니는 물건만큼 열려 그걸 붙잡게 되죠. 물건을 꺼내면 주머니는 다시 평평하게 되돌아가고요. 질도 똑같아요. 질에 음경이 들어가면 질 벽이 늘어나고, 빠져나오면 질 벽은 다시 원래대로 돌아가죠. **질은 근육으로 이뤄져 있어서 잘 늘어난답니다!** 긴장하거나 불안해하면 질 벽이 수축할 수 있어요. 그때 음경이 끼었다는 느낌을 받을 수도 있는데요, 사실은 빼낼 수 있답니다. **질 안에 영원히 갇힐 수는 없어요.**

같은 이유로 질은 헐거워지거나 틈이 생기지 않아요. 질은 신축성이 뛰어나게 만들어져 있답니다!

성교육이 끝나면
더 궁금한
성 이야기

월경 중에
섹스해도 돼요?

두 사람 다 동의한다면, 얼마든지요. 의학적으로 월경 중 섹스는 괜찮답니다. 두 사람만의 사적인 선택이에요. **월경 중 섹스라도 임신과 성병 전파는 가능해요.** 콘돔과 기타 피임법을 사용하는 것이 위험을 줄이는 방법입니다.

정액 먹으면
몸에 안 좋을까요?

당장 폰 내려놓으세요! 응급실에 전화 안 해도 됩니다. 사정액(정액)은 그 자체로 몸에 해를 끼치지 않아요. 먹더라도 꼭 위통이나 복통이 생기는 건 아닙니다. 단, **성병이 있는 상태라면 오럴섹스만으로 성병이 전파될 수 있어요.** 성병에 걸리면 실제로 아플 수 있답니다. **콘돔을 사용해 위험을 줄이는 게 좋아요.**

성교육이 끝나면
더 궁금한
성 이야기

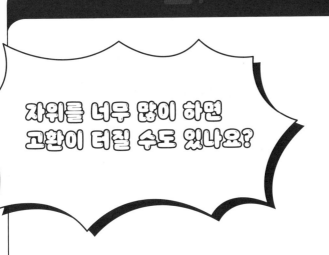

자위를 너무 많이 하면 고환이 터질 수도 있나요?

진정하세요, 고환은 터지지 않아요. 자위를 많이 하면 외음부, 음핵, 질, 음경, 고환이 부어오르거나 만질 때 따끔거릴 수 있습니다. 자위할 때 통증이 느껴진다면 중단하고 쉬는 게 좋아요.

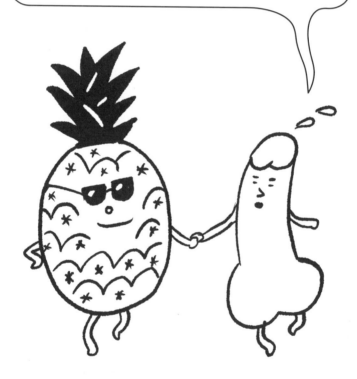

성교육이 끝나면
더 궁금한
성 이야기

정액의 맛과 관련한 수많은 미신이 떠돌아다닙니다. 심지어 먹는 음식에 따라 정액 맛이 바뀐다는 이야기도 있죠. 하지만 섣불리 식단을 바꾸지는 마세요. 파인애플을 아주 많이 먹어도 정액에서 파인애플 맛이 나진 않는답니다. 특정 음식을 먹은 경우 몸에서 생성되는 액체의 맛이나 냄새가 '살짝' 바뀔 수는 있어요. 하지만 일시적인 변화일 뿐인 데다, 누군가 알아차릴 만큼 큰 변화일지는 장담할 수 없답니다. 기대하지 말란 얘기예요!

섹스 후에
진짜 졸린 사람도 있어요?

그럼요. 섹스를 한 뒤에는 피곤하거나 졸릴 수 있어요. 어떤 사람들은 섹스 중에 졸음을 느끼기도 하고요, 또 어떤 사람들은 아침잠에서 깨어난 지 불과 30분 만에 졸려 하기도 하죠! 사람은 다 달라요. 섹스가 운동처럼 느껴지거나 성적인 쾌감(오르가슴)이 지나간 뒤 몸이 이완되는 느낌이 들면서 피곤할 수 있답니다. 반대로 어떤 이들은 섹스를 한 뒤에 더 활기가 돌거나 심지어 더 흥분하기도 해요. 섹스는 매번 다르고, 사람들은 각자 생애에 걸쳐 이 중 일부나 전부를 경험합니다.

⇧

윤활제를
왜 쓰는 거예요?

윤활제는 특히 섹스 중 마찰을 줄이거나 더 민감하게(즐겁게) 느끼려고 사용한답니다. 섹스 중 마찰이 심하면 콘돔이 찢어지거나 통증을 느낄 수 있어요. **더 안전하고 즐거운 섹스**를 위해 누구나 윤활제를 사용할 수 있답니다. 윤활제를 쓰기로 결정했다면, 인체에 안전한 걸 골라야 해요. 수용성이나 실리콘 계열의 윤활제가 좋습니다. 요리용 기름이나 로션, 선크림 등 **단순히 미끌미끌하다는 이유로 아무거나 쓰면 절대로 안 돼요.**

대부분의 콘돔에 윤활 처리가 되어 있지만, 콘돔 사용 시 수용성이나 실리콘 계열의 윤활제를 추가로 써도 안전합니다. 단, 지용성 윤활제는 관계 도중에 콘돔을 파손시킬 수 있어요.

언제 섹스를
시작해야 할까요?

첫 섹스를 언제 하는 게 가장 좋을지 우리가 말해줄 순 없어요. 다만 **섹스를 하기 전에 생각해봐야 할 중요한 질문**들은 알려줄 수 있습니다. 가령, 어떤 위험에 대비할 것인지(임신, 성병, 둘 다), 그 위험을 줄이기 위해 어떤 방법을 쓸 것인지, 파트너는 섹스를 할 준비가 됐는지, 서로 성적 경계에 대해 이야기하는 게 편안한지, 성병과 임신에 어떻게 대처할 것인지, 내가 사는 곳에서 나와 파트너가 섹스를 하기에 불법인 연령은 아닌지 등이죠. 앞에 언급된 모든 질문에 답할 수 없다면, 완전한 합의 하에 안전하게 섹스할 준비가 됐다고 보기 어려워요. **모든 사람은 충분한 합의 하에 안전하게 섹스를 누려야 마땅합니다.**

포르노가
뭐예요?

포르노란 벌거벗은 몸이 드러나거나 성적인 장면이 포함된 영상이나 이미지를 뜻해요. 오로지 성인만을 위한 것으로, 18세 미만 미성년자가 포르노물을 사거나 보는 것은 불법입니다. 포르노는 허구라는 걸 기억하는 게 가장 중요해요. 다시 말해서 포르노 영상에 등장하는 사람들은 배우일 뿐이고, 영상 속 장면들이 꼭 현실을 반영하는 건 아니라는 거죠. 폭발이나 자동차 추격 장면이 나오는 액션 영화를 떠올려 보세요. **포르노에 나오는 많은 상황은 현실이 아닙니다.**

섹스나 자위를 하면 칼로리를 태울 수 있나요?

과학자들이 실제로 이걸 연구했다면, 믿을 수 있겠어요? 게다가 질문에 대한 답이 "예스"라는 걸 알아냈다고요! 사람들은 대부분 섹스로 100~300칼로리를 소모할 수 있다는 사실을 알면 놀라워한답니다. 하지만 이건 섹스를 얼마나 오래 했는지, 몸무게가 얼마인지, 섹스를 얼마나 격렬하게 했는지에 따라 달라져요. 자위는 보통 섹스보다는 칼로리를 덜 소모하고요.

섹스를 안 하고
사랑을 보여줄 방법은 없을까요?

수많은 방법으로 사랑을 표현할 수 있어요. TV나 영화에서 종종 사랑을 '증명'하는 유일한 방법이 마치 섹스인 것처럼 표현하곤 하는데요, 사랑은 신뢰이고 누군가를 존중하는 거예요. 사랑은 누군가 어려운 시기를 통과하고 있을 때 지지해주는 겁니다. 사랑은 땀이 날 때까지, 땀이 나더라도 계속해서 손을 잡아주는 거예요. 사랑은 입술이 부어오르도록 키스를 퍼부어주는 거고요. 사랑은 상대방을 웃게 만들고, 울음을 터뜨릴 때 안아주는 거예요. **사랑은 섹스보다 훨씬 더 많은 의미를 담고 있답니다.**

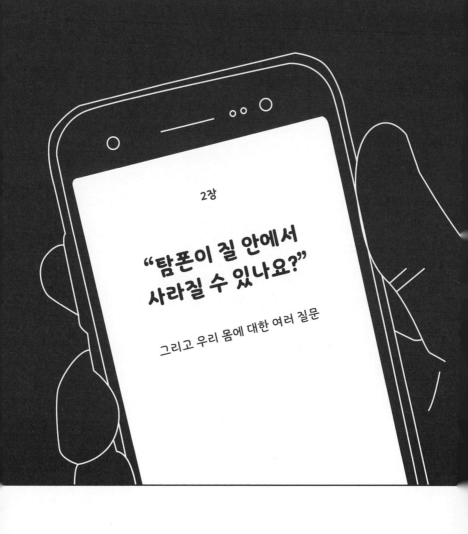

2장

"탐폰이 질 안에서 사라질 수 있나요?"

그리고 우리 몸에 대한 여러 질문

음, 그러니까,
보통 음경 크기는 얼마만 하죠?

대한비뇨기과학회 발표에 따르면 한국 남성의 평균 음경 크기는 발기하지 않은 부드러운 평소 상태일 때는 7.4cm, 발기해 단단해졌을 때는 12.7cm라고 해요. 이건 평균값일 뿐이니까, 어떤 사람은 이보다 크고 어떤 사람은 이보다 작겠죠. 많은 사람이 음경의 크기에 대해 걱정합니다. 하지만 **모든 사람의 몸은 다르고, 여러분의 몸이 어떻게 보이든 정상이며 건강한 거**라는 사실을 잊지 않는 게 중요해요. 그러니 여러분의 몸을 다른 사람과 비교하지 않도록 노력해보세요!

성교육이 끝나면
더 궁금한
성 이야기

질은 어떤 모양이어야
하는 건가요?

사람들이 '질'에 대해 이야기할 때, 사실 많은 경우는 외음부에 관해 이야기하는 것이랍니다. 질을 가진 사람의 외음부란 밖에서 관찰 가능한, 생식기의 바깥 부분을 말해요. 사실 실제 질은 몸 안에 있죠.

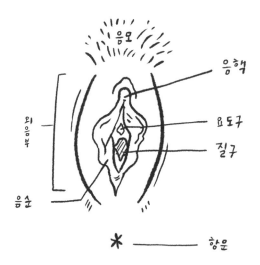

생식기의 어느 부분이든 어떻게 생겨야 한다는 법은 없어요. **사실 질과 외음부의 생김새는 얼굴 생김새처럼 다양하답니다.** 같은 부위를 지니고 있지만, 아주 조금씩 다르게 생겼어요.

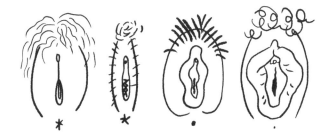

제 가슴은
왜 짝짝이죠?

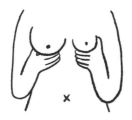

가슴은 완벽히 똑같은 쌍둥이가 아니라 마치 자매와도 같아요! 다른 신체 부위와 마찬가지로 각기 다른 사람들의 유방은 서로 다르게 자랄 수 있어요. 유방은 전부 모양과 크기가 제각각이고, 한 사람의 유방이라도 완벽히 똑같이 보이지 않을 수도 있죠. 한쪽 유방이 다른 쪽에 비해 크거나 작은 건 흔한 일이고요, 모양이 다를 수도 있어요.

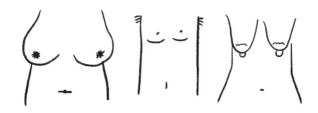

제 음경에는
왜 피부조직이 더 있는 거죠?

음경 머리 쪽(위쪽)을 둘러싸고 있는 여분의 피부조직을 포피라고 불러요. 어떤 사람들은 이미 포피를 제거하는 수술을 받은 상태입니다. 이를 포경수술이라고 부르는데요, 아기가 태어난 직후 수술을 해주는 경우도 있어요. 아이가 수술을 받게 할지 여부를 가족이 결정하는데, 이런 결정의 배경에는 종교, 문화, 가족의 의사 등 수많은 이유가 있답니다. 수술을 받지 않아 포피가 음경에 남아 있는 경우를 특히 '온전한 음경'●이라고 표현합니다. 포경수술을 받았든 받지 않았든 건강하고 정상이에요. 포피가 남아 있더라도 포피가 없는 음경과 똑같이 작동한답니다. 단, 포피가 남아 있다면 약간 더 신경 써서 관리해야 해요. 가령 **음경을 씻을 때 포피를 뒤로 잡아당겨 안쪽까지 씻어야 하죠.** 그것 말고는 음경이 다르게 생겼다는

● 옮긴이 주: Intact penis, 포경수술 반대 운동을 Intactivism이라고 말한다.

것만이 유일한 차이점이에요. 그리고 사실은 말이죠, 모든 음경은 다르게 생겼답니다. 음경이 얼마나 다양하게 생길 수 있는지 아래 그림 예시들을 참조해보세요.

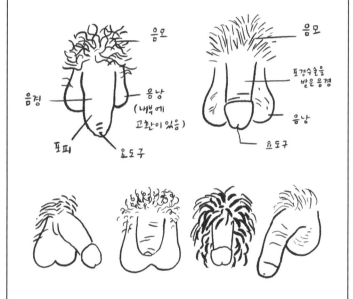

왜
발기하는 거죠?

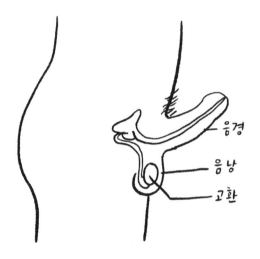

음경

음낭

고환

발기란 음경이 단단해지면서 몸 바깥쪽으로 세워지는 현
상을 말해요. 음경은 스펀지처럼 생긴 발기조직으로 이뤄
져 있는데요, 성적으로 흥분하게 되면 혈액이 음경에 몰

려 스펀지처럼 생긴 물질의 사이사이로 들어갑니다. 그러면 스펀지 조직이 팽창하고 혈액을 머금게 되죠. 이 때문에 음경이 커지고 단단해져 세워지면서 몸 바깥쪽으로 튀어나오는 거예요. 혈액이 발기조직에서 빠져나가면 음경이 다시 말랑말랑해지면서 몸쪽으로 축 늘어지게 됩니다.

블루 볼이 뭐예요? 설마 영원히 #%@$ 발기해 있는 건 아니겠죠?

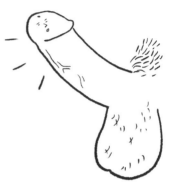

'블루 볼(Blue balls)'은 음경이 성적으로 흥분하고 발기했지만, 사정하지 못한 상태를 뜻하는 용어예요. 무겁고 불편한 느낌이 들고, 종종 통증도 있죠. 이런 느낌이 오래 지속되는 건 아니고요, 몸(그리고 음경!)에 장기적인 영향을 주지도 않아요. 이런 느낌이나 발기 상태를 가라앉히기 위해 꼭 사정할 필요는 없어요.

P.S. 당신이 누구고 얼마나 신이 났든, 성적으로 흥분했다는 이유만으로 파트너에게 섹스를 강요해서는 안 됩니다.

여자도
꼴려요?

누군가 '꼴린다'는 단어를 쓰면 음경이 발기해 단단해지는 현상을 말하고 있다고 보면 돼요. '여자도 꼴린다'는 말을 들어본 사람도 있을 거예요. 이건 몇 가지 다른 의미를 내포하고 있답니다. 첫째로, 질을 가진 사람이 성적으로 흥분했을 때 혈액이 몰리면서 음핵과 음순, 그리고 질이 붓는 현상을 뜻해요. 이때 욱신거리는 느낌이 들 수도 있는데, 정상입니다. 음핵이 단단하게 느껴질 수도 있고요. 둘째로, 이 용어는 여성으로 정체화하는 사람이 다른 사람을 유혹하거나 누군가로 인해 성적으로 흥분한 상황을 가리키는 속어로도 사용돼왔답니다.

몸 안에
난자가 몇 개나 있죠?

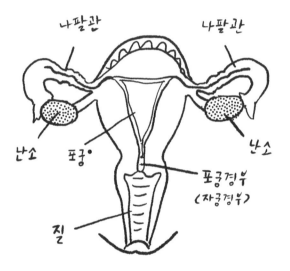

나팔관   나팔관

난소   포궁   난소

포궁경부
〈자궁경부〉

질

● 옮긴이 주: '자궁(子宮)'의 '아들 자'는 성별 배제적인 용어이기에 이 책에서는
'세포 포'를 쓰는 '포궁(胞宮)'이라는 용어를 사용한다. 단 '자궁외임신'과 같이
표준국어대사전에 등록된 의학용어는 그대로 반영했다.

질을 가진 사람은 태어날 때부터 이미 모든 난자를 몸 안에 가지고 있습니다. 보통 난소 안에 100만~200만 개의 난자를 갖고 태어나죠. 200만 개의 난자는 생일 선물이나 마찬가지예요. 걱정은 안 하셔도 돼요. 그만큼 많이 임신하게 될 거란 뜻은 아니니까요. 이 중 상당수의 난자가 평생 완전히 성장하거나 난소 바깥으로 나가지 못한답니다. 질을 가진 사람들은 사춘기부터 완경기*까지 평생 500개 정도의 난자를 방출합니다(완경에 대해서는 94쪽을 참조하세요).

★ 옮긴이 주: 완경이란 월경이 멈추는 현상으로, 흔히 폐경이라고 불려왔다. 이 단어의 부정적인 인상 때문에 '월경이 완성되다'는 뜻의 완경이라는 용어를 쓰자는 움직임이 있으므로 이 책에서는 완경이라고 한다.

정자는 어디에서
만들어져요?

정자 공장에서요! 고환이라고 부르는 곳인데, 음경을 가진 사람이 사춘기에 돌입하면 이곳에서 정자를 만들기 시작하죠. 평생 1분마다 수천 마리의 정자가 만들어지는데요, 그래서 일종의 정자 공장이라고 말했던 거예요. 고환에서 만들어진 정자는 고환 바로 위에 있는 부고환으로

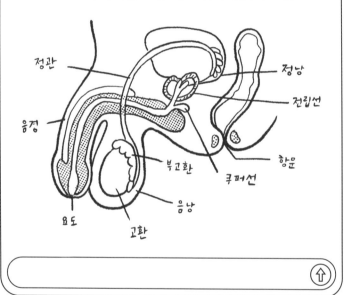

정관

정낭

전립선

음경

항문

부고환

쿠퍼선

음낭

요도

고환

⇧

이동하고요, 방출될 준비를 마치기 전까지 약 2주 동안 머물러요. 2주 뒤에도 정자가 방출되지 못하면, 죽어서 몸으로 다시 흡수된답니다.

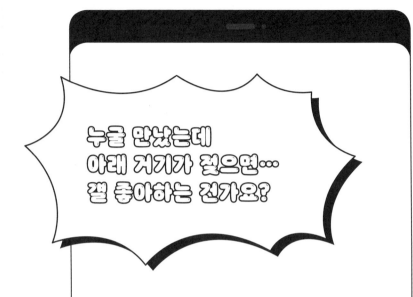

누굴 만났는데
아래 거기가 젖으면…
걜 좋아하는 건가요?

아닙니다. 그런 반응이 반드시 누군가를 좋아한다는 뜻이 되지는 않습니다. **그럴 수도 있고, 아닐 수도 있는 거죠.** 질을 가진 사람이 성적으로 흥분하면 질은 질액을 분비하고 더 습해집니다. 신체의 자연스러운 반응이고요, 섹스를 할 때 윤활제 역할을 해요. 이와 비슷하게 음경을 가진 사람이 성적으로 흥분하면 음경이 발기하고(단단해지고) 쿠퍼액(사정에 앞서 음경을 세정하기 위해 몸이 분비하는 액체)이 나올 수도 있습니다. 이 경우 옷이 살짝 젖기도 하죠. 어쩌면 원하는 바일 수도 있지만, 사실 누구에게 끌릴

성교육이 끝나면
더 궁금한
성 이야기

지 통제하기는 어렵습니다. 하지만 그런 **감정에 어떻게 대처할지는 분명 선택의 문제죠.** 단지 여러분의 몸이 일반적인 신체 반응을 보였다고 해서 그 반응에 따라 행동할 필요는 없습니다. 그럼 나쁜 일은 벌어지지 않을 거예요. 게다가 그러한 신체 반응이 꼭 누군가에게 로맨틱한 관심을 갖고 있다거나 그 사람을 좋아한다는 의미는 아니에요. 또, 누군가를 좋아하거나 그 사람에게 끌리는 동시에, 젖지 않을 가능성도 있음을 아는 게 중요합니다. 사람의 몸은 다 달라요. 좋아하는 사람에게 반응하는 방식도 모두 제각각이랍니다.

질은 자연스러운 분비물로 인해 젖을 수도 있답니다. 84쪽을 참조하세요!

의사는 제 은밀한 부위를 꼭 봐야 하나요?

의사가 환자의 은밀한 부위(**음경, 음낭, 유방, 외음부, 질** 등)를 봐야 하는 이유는 의사가 심장 소리를 들어야 하는 이유와 똑같아요. 건강한지 확인하기 위해서죠. 물론 여러분의 은밀한 부위를 만지기 전에 **의사가 여러분의 동의를 구하는 게 중요**해요. 또, 보건의료 전문가는 어떤 진료를 왜 하는 건지 여러분에게 반드시 설명해야 합니다. **조금이라도 불쾌함이 느껴진다면 진료받기를 멈추고 부모님이나 신뢰할 수 있는 어른과 이야기하세요.** 또한, 진료에 대한 두려움을 줄이는 데 도움이 된다면 진료실에 다른 사람과 동행해도 괜찮습니다. 건강관리는 여러분이 마땅히 누려야 할 권리이고, 이런 **권리를 챙길 줄 안다는 데 자부심을 가집시다!**

성교육이 끝나면
더 궁금한
성 이야기

수영할 때 불알이 왜 쪼그라드는 거죠?

물을 싫어하는 건 아니랍니다, 정말이에요! 보통 여러분이 수영할 때 물이 차갑잖아요! 여러분의 고환은 차가운 걸 싫어하는 거예요. 고환이 차가워질 때마다 음낭(고환을 담고 있는 피부 주머니)은 고환을 따뜻하게 유지하기 위해 몸쪽으로 끌어당깁니다. 우리 몸이 정자를 생산하려면 고환이 특정 온도로 유지돼야 하거든요(참고로 고환은 항상 정자를 만드는 중입니다). 그러니까 음낭은 개인 냉난방 시스템인 셈이랍니다!

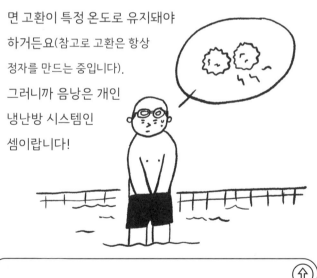

정액이
바닥날 수도 있어요?

사람의 정액은 동나지 않아요. 음경을 가진 사람은 사춘기에 들어서면 자연적으로 정자와 정액을 만들기 시작하는데요, 매일매일 온종일 계속한답니다. 사람이 나이가 들면 생성 속도가 느려질 수는 있는데요, 바닥나는 법은 없어요. 만약 연달아서 여러 번 사정을 하면 액체 양이 줄어든 걸 알아차리게 될 테지만, 걱정하지는 마세요. 신체는 결국 더 많이 만들어낼 테니까요.

음경을 가진 사람 중에 고환이 없는 경우(혹은 한쪽만 있는 경우)에도 정액을 만들어낸다는 사실을 알고 계셨나요? 정액에는 정자 말고 다른 물질도 들어 있기 때문이에요. 정자가 몸 밖으로 나갈 준비를 마치면 체액이 추가됩니다. 그래서 실제론 정자가 없더라도 사정액은 존재한답니다.

여자가 사정한다는 건 무슨 말이죠? 모든 여자가 그런가요?

'여성 사정●'은 질을 가진 사람이 성적으로 진짜 흥분했을 때 요도에서 액체가 분비되는 현상을 말해요. 소변과는 다르고요. 오르가슴에 도달했거나, 안 했어도 가능해요. 또 어떤 사람은 경험하고 누군가는 못하기도 하죠. 둘 다 건강하고 일반적이랍니다.

● 옮긴이 주: Squirt, 분출한다는 뜻의 영단어로, 섹스와 관련해 한국에서는 이른바 '여성 사정'이라고 한다.

질로
방귀 낄 수 있나요?

아뇨! 질은 방귀를 뀌지 않아요. 가끔 질 안에 공기가 갇혀 있다가 방출될 때 마치 방귀와 비슷한 소리가 나기는 하는데요, 소리가 같을 수는 있지만 그 외 같은 점은 없어요. 방귀는 위장(소화기관)에서 음식이 소화되면서 만들어지는 가스이고요. 질은 생식기관의 한 부분으로 질 안에서 가스나 공기가 실제로 만들어질 수는 없어요. 다양한 이유로 질 안에 공기가 들어갈 수 있는데요, 특히 무언가를 질 안에 집어넣을 때 그럴 수 있습니다. 질에서 공기가 빠져나올 때 나오는 소리를 "피픽!"하고 흉내 내는 사람들도 있어요.

음경은 질 안으로
얼마나 깊이 들어갈 수 있나요?

질에 따라 달라요. 질 입구부터 포궁경관(질과 포궁(자궁) 사이 통로)까지의 평균 길이는 7.62~10.16cm예요. 질을 일종의 주머니라고 생각해보세요. 보통 그 주머니는 닫혀 있을 거예요. 그러다가 무언가가 안에 들어오면 그에 맞춰 질이 늘어나면서 공간이 생기죠. 하지만 질의 깊이와 상관없이 음경이 포궁경관을 통과하지는 못할 거예요. 질이 계속 늘어날 수 있는 건 아니니까요. 어딘가 불편하고 아프다면 질이 너무 많이 늘어난 것일 수 있어요. **어떤 게 좋고 어떤 건 싫은지 파트너와 이야기하는 게 중요합니다. 무언가 느낌이 좋지 않다면 행위를 중지하고 전문 의료인과 상담**하세요.

정자는
어떻게 생겼나요?

솔직히, 정자는 작은 올챙이처럼 생겼어요. '머리'와 '꼬리'가 있죠. 하지만 정자는 엄청나게 작아서 현미경으로만 볼 수 있어요. 정자를 실어 나르는 액체를 정액이라고 하는데요, 정액에는 정자 말고도 영양분이 들어 있어서 정자가 건강하게 살아 있도록 해줘요. 정액(사정액)은 사정할 때 방출되는 액체예요. 투명하거나 하얀색을 띠고 끈적끈적하답니다.

음경이
부러질 수 있나요?

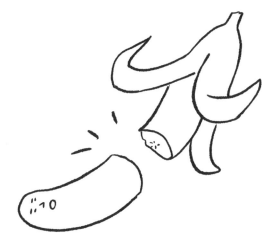

그렇기도 하고 아니기도 해요. 헷갈리죠? 음경 안에는 뼈가 없어요. 그래서 다리가 부러지듯 부러질 수는 없죠. 하지만 음경이 너무 많이 구부러지거나 발기한 상태에서 충격을 받게 되면 '음경 골절'을 입을 수 있습니다. 고통스럽고 의료적 처치를 받아야 할 수도 있죠. 음경 골절이 일어날 때 뭔가 터지는 소리가 들리는 경우도 있는데요, 이건 스펀지처럼 생긴 발기조직이 파열되면서 나는 소리예요. 음경이 발기해 있는 동안에만 이런 부상을 입을 수 있습니다. 음경이 부드럽거나 축 늘어져 있을 때는 더 쉽게 구부러지기 때문이죠. 흔하지는 않지만, 질 삽입섹스, 항문섹스, 또는 격렬한 자위 도중에 음경에 부상을 입기 쉬워요.

질로 오줌 싸는 거
아닌가요?

많은 사람이 이렇게 생각한답니다! 사실 질을 가진 사람들은 질구 바로 위에 있는 작은 구멍인 요도구를 통해 오줌을 싸요. 질구는 월경혈, 질분비물, 그리고 아기가 나오는 통로예요. 요도구는 방광으로 이어지고요, 몸에서 생긴 노폐물을 방출하는 시스템의 한 부분이에요. 반면 질구는 생식기관과 연결돼 있죠. **그러니까 그곳엔 독립적인 두 개의 구멍이 있는 거예요!** 물론 아래쪽에 구멍이 두개 있기는 하지만, 요도구는 너무너무 작기 때문에 두 구멍을 혼동할 염려는 하지 않아도 됩니다. 탐폰, 손가락, 음경, 섹스 토이●, 그 외 무엇이든 '우연히' 요도구로 들어가는 일은 없을 거예요.

● 옮긴이 주: 성행위나 자위를 돕는 도구.

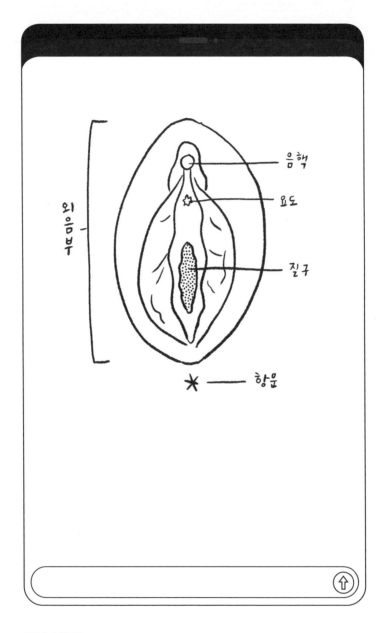

성교육이 끝나면
더 궁금한
성 이야기

'체리가 터지다'가
무슨 뜻이죠?

'체리가 터지다(Popping the cherry)'란 미국식 표현인데요, '질주름이 찢어졌다'는 뜻의 속어예요. 질주름은 질구를 일부 가리고 있는 아주 얇은 조직인데요. 앞서 말했듯이 질을 가진 사람이 처음으로 질 삽입섹스를 하면 질주름이 찢어지거나 늘어날 수 있고, 이때 꼬집힌 것처럼 아프거나 피가 약간 비칠 수 있죠. 하지만 첫 섹스를 한 모든 사람이 피를 흘리는 건 아니랍니다. 평상시 다른 활동으로 질주름이 이미 찢어졌거나, 질주름이 찢어지지 않고 단지 늘어났을 수도 있기 때문이에요.

질주름이 찢어질 수 있는 다른 이유들
승마 / 체조 / 자전거 타기 / 탐폰 삽입

팬티에 묻는
하얀 건 뭐예요?

사춘기 때 또는 사춘기 직후에 질을 가진 사람들은 팬티에 하얗거나 투명한 액체가 묻는 경험을 하게 됩니다. 보통 **질분비물이라고 부르는 건데, 질이 자체 세정하는 방법**이에요. 완전히 정상이고 건강한 겁니다. 어떤 사람은 월경주기에 걸쳐 질분비물의 질감과 양이 달라진다는 걸 알아채기도 합니다. 만약 색깔이 초록색이나 노란색으로 바뀌거나, 덩어리지거나, 냄새가 달라지거나, 가렵기 시작한다면 **전문 의료인과 상담**해야 합니다.

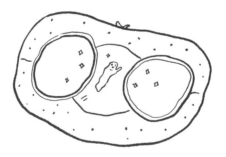

질에는 자체 세정 능력이 있기 때문에 화장비누나 세척제로 씻어낼 필요가 없습니다. 오히려 장점보다 단점이 많죠. 특히 질 세척은 질을 건강하게 유지해주는 유익한 균까지 씻겨 나가게 해요. 그러니 질 세척은 하지 마세요!

몇 살 때부터 질 검진을 받아야 하나요?

생식기를 정기적으로 관찰하는 게 좋습니다. 그래야 어떤 상태일 때 정상인지 알 수 있고, 이상이 생겼을 때 발견할 수 있어요. 별 큰일도 아니에요. 그냥 샤워하기 전에 쓱 보면 됩니다. 질을 가진 사람은 21세 즈음부터 자궁암을 진단하기 위한 세포 검사법인 '팹 스미어(Pap smear)'라는 특별한 검사를 받아야 해요. 만약 생식기 안이나 주변에 통증이 느껴지거나 뭔가 잘못된 것 같다는 생각이 들면 나이에 관계없이 전문 의료인과 상담해야 합니다. 음경을 가진 사람의 경우, 해마다 의사를 통해 음경과 고환을 검사해야 해요. 혹시 혹은 없는지, 음경이 신체의 다른 부분과 비슷한 속도로 발달하고 있는지 확인하죠.

나이가 들면
음핵이 사라지나요?

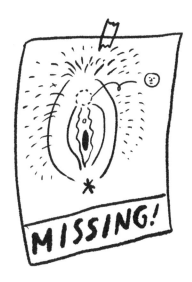

좋은 소식은 신체의 다른 부위와 마찬가지로 음핵도 나
이가 들면서 변하거나 느낌이 달라질 수는 있지만, 그렇
다고 사라지지는 않는다는 겁니다(붙어 있기 때문이죠!). 누

구나 태어날 때부터 음핵이 피부(**음핵 포피**)에 덮여 있고요, 이로 인해 음핵은 다른 사람의 눈에 잘 띄지 않습니다. 음핵을 가진 사람들 가운데 일부는 나이가 들수록 신경 말단의 민감도가 변한다고 말하기도 해요. 노화에 따른 자연스러운 반응일 수 있고, 사람에 따라 다르게 나타납니다.

곰이 월경 냄새를
맡는다고요?

곰의 후각은 뛰어나기 때문에 피 냄새를 맡을 확률도 높습니다. 하지만 연구 결과에 따르면, 누군가 월경을 한다고 해서 곰이 공격하지는 않을 거예요. 곰은 월경대 냄새보다는 음식 냄새에 훨씬 더 흥미를 보인답니다.

월경은
무슨 색깔이어야 해요?

만약 월경혈이 초록색을 띠거나 반짝반짝거리면 멋져 보일 수도 있겠지만, 그건 어쨌든 피예요. 붉은색 계열이어야 하죠. 월경혈은 월경주기 중 어느 시점인지에 따라 달라질 수 있어요. 검정색이나 짙은 갈색부터 녹슨 듯한 붉은색이나 아주 밝은 빨간색까지도 가능하죠. **자기 몸의 일반적인 상태를 알고 있는 게 중요해요.** 월경혈이 다르게 변하거나 특이해 보인다면, 부모님이나 전문 의료인과 이야기해보는 게 좋습니다.

유방에는 항상
모유가 들어 있나요?

아뇨, 유방에 늘 모유가 있는 건 아닙니다. 유방 안에서 모유를 만드는 유관은 사춘기 때 발달하기 시작해요. 그리고 유방이 모유를 만들 수 있게 되더라도 실제로 임신을 해서 5개월 차가 돼야만 비로소 모유를 만들기 시작합니다. 중요한 건, 임신을 하지 않았더라도 종종 투명한 액체가 흘러나올 수 있다는 거예요. 보통은 정상이지만, 처음 겪는 일이라면 의사와 상담하는 것도 좋은 방법입니다.

독성쇼크증후군은 어떻게 생기나요?

독성쇼크증후군(Toxic Shock Syndrome, TSS)은 보기 드문 혈액 감염이에요. 예를 들어, 질 안에 탐폰을 정해진 시간보다 너무 오래 방치했을 때 감염될 수 있어요(탐폰 포장지의 설명서를 읽고 탐폰 하나를 얼마 동안 사용할 수 있는지 알아보세요). TSS 증상은 독감과 비슷해요. 고열, 구토, 혈압 강하, 설사, 발진 같은 증상이 나타날 수 있죠. 만약 TSS 증상을 보인다면 **탐폰을 빼내고 즉시 병원**에 가야 합니다.

성교육이 끝나면
더 궁금한
성 이야기

피부가 더 있는 음경은
다르게 씻어야 하나요?

포경수술을 하지 않아 포피가 남아 있는 경우를 '온전한 음경'이라고 부른다고 말했죠? 포경수술을 한(포피를 제거한) 사람들이 관리하는 방법과는 다른 방식으로 관리해야 하죠. 누구나 음경을 씻어야 하는데요, 특히 온전한 음경을 가진 사람들은 포피를 뒤집어 따뜻한 물과 비누를 이용해 음경의 머리 부분을 씻어야 합니다. **음경 끝부분과 포피 사이에 세균이 들어가 번식할 수 있기 때문에** 이 과정을 반드시 거치는 게 좋습니다.

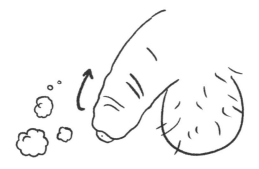

완경기는
몇 살에 찾아와요?

우선 완경기가 뭔지 알아볼까요? 완경기는 **몸이 월경과 난자 배출을 멈추고, 생식호르몬(에스트로겐, 프로게스테론, 테스토스테론) 생산을 급격히 줄이는 시기**를 뜻해요. 한국에서 질을 가진 사람들이 완경기를 맞는 평균 나이는 50~51세랍니다. 이르게는 48세, 늦게는 55세에 완경기가 시작되는 경우도 드물지는 않아요.

완경기 징후: 열감, 질의 변화, 유방 모양 변화, 체중 증가

브라 입고 자면
암에 걸리나요?

아뇨! 브래지어는 불편할 수도, 가슴을 잘 지지해줄 수도, 가려울 수도, 감옥 같을 수도, 예쁘거나 못생겼을 수도 있지만, 입고 자면 암을 유발한다는 근거만큼은 없습니다. 많은 사람이 브라를 벗고 자는데, 편하기 때문이에요. 진짜 문제는 말이죠, 누구나 가장 좋은 걸 선택할 수 있어야 한다는 거예요. 그러니 **브라를 벗든 차든, 여러분의 기분이 가장 좋은 쪽으로 마음대로 하세요!**

크기가
중요해요?

사람들이 이 질문을 할 땐 보통 음경의 크기를 말하는 것이죠. 중요한 건, 모든 사람의 음경은 다르다는 사실이에요. 음경은 더 작거나 클 수도, 더 넓을 수도 있고요. 또 더 길거나 짧을 수도, 혹은 그 중간일 수도 있어요. 그게 중요할지 여부는 파트너가 특정 음경 크기를 선호하는지 여부에 달려 있습니다. 어떤 사람들은 더 큰 음경을 선호하고, 어떤 사람들은 더 작은 음경을 좋아하기도 하죠. 전혀 신경 쓰지 않는 사람도 있고요. **사실 많은 사람에게 성적 흥분이란 파트너의 음경 크기 이상의 것이랍니다.** 무엇보다 음경의 크기를 바꿀 수 없다는 걸 아는 게 중요해요. 따라서 우리 신체에 대해 스스로 실망하게 만드는 그 무엇도 괜찮지 않습니다. 크기가 어떻든, 모든 음경은 똑같은 방식으로 작동한다는 걸 잊지 마세요.

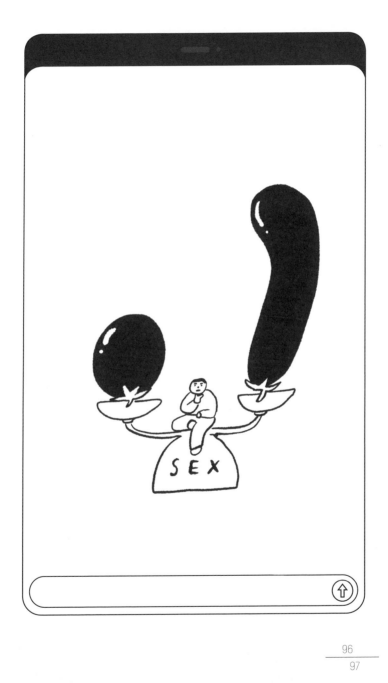

탐폰이 질 안에서
사라질 수 있나요?

많은 사람이 질을 깊고 어두우며 미스터리한, 끝없는 터널이라고 생각해요. 자, 그건 사실이 아닙니다! 질의 가장 앞쪽은 질구, 가장 뒤쪽은 포궁경관입니다. 포궁경관의 입구는 무척 작아서 월경혈이나 정자만 통과할 수 있고, 탐폰 같은 물질은 질을 통과해 몸 깊숙한 곳에 들어가는 게 불가능해요. 즉 **포궁경관이 보초를 서고 있는 셈(포궁경관아, 고마워!)이라 탐폰이 사라지는 일은 없답니다.** 걱정마세요, 탐폰은 그 자리에 있을 거예요.

성교육이 끝나면
더 궁금한
성 이야기

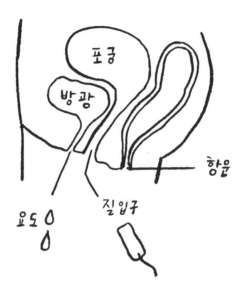

이야기가 나온 김에, 오줌과 탐폰에 대해 이야기해봅시다. 탐폰은 질 안에 있죠. 오줌은 요도(질 위에 있는 구멍)를 통해 나와요. 아시겠죠? 사람은 탐폰을 끼운 채로 동시에 오줌도 눌 수 있답니다!!

가슴이 아픈데, 정상인가요?

휴, 가슴 말이죠. 온종일 그냥 거기에 매달려 있잖아요. 가끔 아프거나 가렵고 방해되고 따끔거리기도 하고요, 또 가끔은 만족스러운 느낌을 주기도 하죠. 유방이 아픈 건 흔한 증상이에요. 특히 사춘기 때 유방이 자라면서 아플 수 있어요. 월경을 앞두고 있을 때나 월경 중일 때 신체 호르몬 변화로 통증이 느껴지기도 하죠. 브라를 온종일 차고 있으면 아프기도 하고요. 혹시 **유방이 매일같이 아프거나 통증이 극심하다면 의사와 상담해야 합니다.**

음경과 질
둘 다 가진 사람도 있나요?

네, 간성인 사람에게선 이런 일이 가능하답니다. 간성은 몸의 외양을 결정하고 몸을 특정 방법으로 작동하게 만드는 요소인 **성적 특징, 즉 염색체, 성기, 생식기관, 호르몬이 매우 다양하게 포함될 수 있다는 걸 의미해요.** 이건 정말 모든 간성마다 다를 수 있어요. 몇몇 차이는 태어날 때 눈에 띄는 반면, 2차 성징이 시작될 때까지도 드러나지 않는 차이들도 있어요. 특별한 검사를 통해서만 알 수 있는 요소도 있답니다.

젖꼭지에
털 나는 거 정상인가요?

털, 털, 진짜 어디에나 있죠! 맞아요, **젖꼭지라고 예외는 아니에요!** 몸의 다른 털과 마찬가지로 젖꼭지 주변에 털이 자라는 사람도 있고 아닌 사람도 있어요. 몸의 다른 털보다 굵고 진할 수도 있고, 얇고 흐릿할 수도 있죠. 젖꼭지 주변에 털이 있는 건 전혀 부끄러워할 일이 아니에요. 다른 털과 마찬가지로 그냥 둬도 되고 없애버려도 됩니다.

고환은
왜 몸 밖에 있어요?

《골디락스와 곰 세 마리》라는 동화가 있어요. 주인공 골디락스는 계속 죽을 맛보는데요, 첫 번째 죽은 너무 뜨거웠고, 두 번째 죽은 너무 차가웠어요. 마지막 세 번째 죽만 먹기에 딱 좋은 온도였죠. 자, 정자가 이거랑 약간 비슷해요. 생존하려면 딱 맞는 온도에서 만들어져야 하죠.

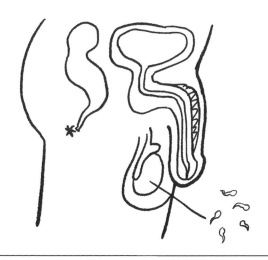

고환은 정자를 만들기에 알맞은 온도를 유지하기 위해서 몸 바깥쪽 음낭 안에 매달려 있는 겁니다. 만약 몸 안에 있다면, 정자가 너무 뜨거워질 거예요.

⇧

G스팟은
어디에 있어요?

아, G스팟은 말이죠! 미신이라고 말하는 사람도 있고, 마법의 버튼이라고 부르는 사람도 있어요. G스팟은 질 안쪽 배꼽과 접한 면에 있는 2.54~7.62cm 정도 되는 영역인데요, 이곳에 아주 많은 말단 신경이 모여 있습니다. 어떤 사람들은 이 부분을 건드리면 기분이 좋아진다고 하고(또 오르가슴을 느끼게 된다고도 하고), 또 어떤 사람들은 전혀 아무런 느낌이 없다고 말하기도 해요. 무엇에 기분이 좋아지는지는 사람마다 다르고, 그게 정상이랍니다! G스팟은 그라펜베르크(Gräfenberg) 스팟의 줄임말인데요, 이 연구를 처음 시작한 의사의 이름을 딴 거랍니다. 그러나 이걸 세상에 처음 알린 사람은 베벌리 휘플(Beverly Whipple) 박사예요.

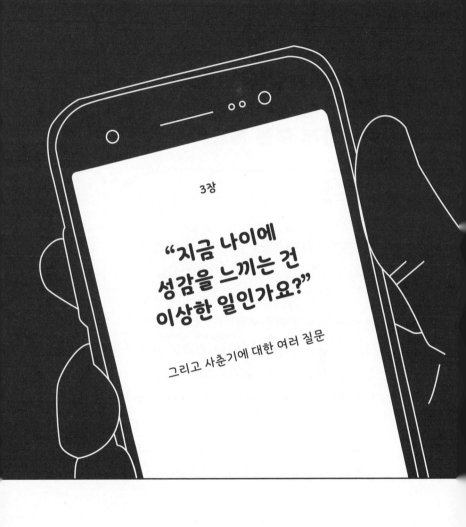

3장

"지금 나이에 성감을 느끼는 건 이상한 일인가요?"

그리고 사춘기에 대한 여러 질문

여자애들하고 남자애들은 왜 서로 눈길을 보내고 주변을 알짱거리며 이상하게 구는 거죠?

말을 더듬거리거나 얼굴을 붉히고, 두 손을 어쩔 줄 몰라 하기도 하죠! 누군가의 환심을 사려 하는 사람, 특히 그걸 처음으로 시도하는 사람을 보는 건 정말 묘한 일일 수 있어요. 사람들은 여러 이유로 유혹하는 신호를 보내고 관심이 있다는 티를 내기도 합니다. 사춘기 동안에는 몸 안에 호르몬이 방출되는데, 그로 인해 이전까지는 느껴보지 못했던 로맨틱한 기분이나 성적인 기분이 들기도 한답니다. 일부는 이런 기분에 이끌려 행동(눈길을 보내거나 데이트 신청을 하고, 손을 잡거나 키스를 하는 등)

성교육이 끝나면
더 궁금한
성 이야기

하기로 마음먹고요. 어떤 사람은 전혀 아무런 행동을 안 하기도 해요. 좋아하는 사람이 주변에 있을 때 불안하거나 '이상한' 기분을 느끼는 것도 흔한 일이랍니다. 무얼 말해야 할지, 이상한 말을 하지는 않을지, 스스로도 어쩌길 바라는 건지 모를 수 있기 때문이에요.

지금 나이에
성감을 느끼는 건
이상한 일인가요?

나이에 상관없이 전혀 이상한 일이 아니에요. 사람들은 살면서 어느 때건 성감을 느낄 수 있고요, 굉장히 다양한 방식으로 경험할 수 있답니다. 사춘기 때는 성감이 특히 강해질 수 있는데요, 이것도 사람마다 다 달라요. **성감을 느끼건 못 느끼건 다 정상이랍니다.** 중요한 건, 이런 느낌에 대해 무얼 하기로 선택하느냐죠. 그냥 무시하는 사람도 있고, 이에 관해 말하는 사람도 있어요. 스스로 몸을 만져보는 사람도 있답니다. 두 사람이 동의 하에 성적인 관계를 맺기도 하고요. 무엇이 됐든 여러분이 편안하게 느껴지는 것을 하세요.

성교육이 끝나면
더 궁금한
성 이야기

사춘기 때 변하는 건 성감만이 아니에요. 여러분의 모든 감정이 변화를 겪을 수 있답니다. 친했던 사람들과 더는 가깝게 느껴지지 않을 수 있고요, 사람을 좋아하거나 싫어하는 감정이 마구 널을 뛸 수도 있어요. 감정이 마치 롤러코스터처럼 느껴질 수도 있는데요, 너무 걱정은 마세요. 시간이 지나면 결국 잠잠해진답니다.

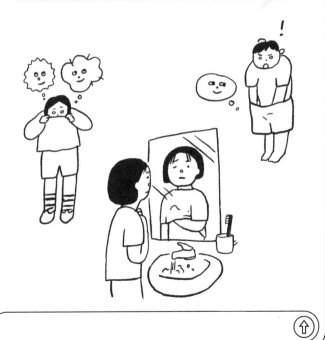

남자애들은 정말 자는 동안 사정해요?

완전요. 그리고 **이건 창피한 일이 아니에요.** 사춘기 때 자는 동안 음경이 발기하고(단단해지고) 사정하는 건 흔한 일이랍니다. 이걸 몽정이라고 해요. 아주 많이 겪는 사람도 있고, 전혀 겪지 않는 사람도 있어요. 어떤 꿈을 꾸든 몽정을 할 수 있답니다. 꼭 성적으로 흥분하게 만드는 꿈이 아니더라도요. 몽정을 하면 침대가 젖을 수도 있는데, 소변이 아니라 정액을 싼 거예요. 대부분 시간이 지나면서 잦아듭니다.

얼굴에 왜 계속
뭐가 나는 거예요?

얼굴을 뒤덮는 것들은 보통 여드름이나 뾰루지인데요, 사춘기 때 여드름은 흔히 생겨요. 이 시기에 피부를 더 기름지게 만드는 호르몬이 많이 생산되기 때문이죠. 더럽거나 씻지 않아서 여드름이 생기는 건 아니에요. 하지만 얼굴을 주기적으로 씻으면 여드름의 양을 줄이는 데 도움이 된답니다. 얼굴을 씻으면 모공이 깨끗해지면서 기름기를 많이 제거할 수 있어요. 여드름이 걱정될 정도라면, 의사와 상담하세요.

음모를 대체
어떻게 해야 해요?

여러분이 그걸로 뭘 하고 싶은지에 따라 다른데, 하고 싶은 걸 하세요! **음모는 성기를 안전하게 보호하는 역할을** 한답니다. 어떤 사람들은 왁싱이나 면도로 음모를 제거하거나 다듬기도 하는데요, 그냥 두는 것도 좋은 방법이에요. 사실 자기 음모로 뭘 하든 그건 그들의 마음이죠. 뭘 하든 가장 만족스러운 걸 선택해야 합니다. 그리고 음모를 제거하기로 결정했다면 **음모가 나는 자리가 매우 민감**하다는 사실을 기억하세요. 그러니 실행에 옮기기 전에 어른에게 꼭 조언을 구하시길 바랍니다.

⬆

성교육이 끝나면
더 궁금한
성 이야기

사춘기는 얼마나 지속되나요?

사춘기는 하룻밤 사이에 지나가는 게 아니에요! 그보다는 여행에 가깝다고 생각해보세요. 사춘기는 어린아이의 외모에서 성인의 외모로 몸이 변화하는 시기랍니다. 8세에서 16세 사이에 시작될 수 있고, 몇 년 동안 계속돼요. 어떤 변화는 빨리 일어나고 어떤 변화는 더 오래 걸릴 수 있습니다. 모든 사람의 몸은 다 달라요. 만약 어떤 변화가 감당하기 어렵게 느껴진다면, 함께 대화할 든든한 어른을 찾도록 해보세요.

가슴이 왜 아직 안 나오죠?
제 여동생 건 엄청 큰데요!

모든 사람의 **몸이 다 다르다는** 사실을 기억하는 게 정말 **중요**합니다. 그리고 가슴이 크건 작건, 또는 가슴이 없더라도 모든 몸은 다 훌륭해요. 여동생과 비슷한 크기의 유방(가슴)을 갖게 될 수도 있지만, 더 작거나 더 큰 가슴을 갖게 될 가능성도 있어요. 유방은 사춘기 동안(대략 8~16세) 커지는데요, 전 생애에 걸쳐 변할 수도 있어요. 예를 들어서 살이 많이 찌거나 빠졌을 때, 또는 임신했을 때 유방 크기가 변한답니다. 가슴이 언제 커질지, 그리고 얼마나 커질지는 사람이 정할 수 있는 게 아니에요.

남자애들은 왜
월경 안 해요?

단순하게 말해볼까요? 전부 몸 구조 때문이죠! 음경을
가진 사람은 포궁이 없어서 월경을 하지 않아요. 포궁 내
벽이 헐리는 게 바로 월경니까요.

'소년(boy)'이라는 용어는 젠더를 일컫는 말입니다. 소년
으로 식별되지만 포궁을 지녔다면 월경을 합니다. 젠더에
대해 더 알고 싶으면 4장을 보세요.

여자애들은 월경 중에
왜 그렇게 기분파가 되죠?

특히 **사춘기 때 모든 사람은(젠더와 관계없이) 호르몬 때문에 주기적으로 감정적인 상태가 되곤 해요.** 질을 가진 사람들은 매달 월경을 시작하기 전 며칠 혹은 몇 주 동안 호르몬 변화를 겪게 되죠. 어떤 사람은 슬퍼지거나 성격이 고약해지고요, 배고픔이나 피곤함을 느끼기도 해요. 또 어떤 사람은 다른 감정을 느끼기도 합니다. 반면 눈에 띄는 기분 변화가 전혀 나타나지 않는 사람도 있어요. 중요한 건, 누군가 기분이 안 좋아 보인다고 해서 그게 그 사람이 반드시 월경 중임을 암시하는 게 아니라는 거예요. 그냥 나쁜 하루를 보내서 그럴 수도 있고, "월경 중이야?"라는 질문에 진절머리가 난 것일 수도 있어요.

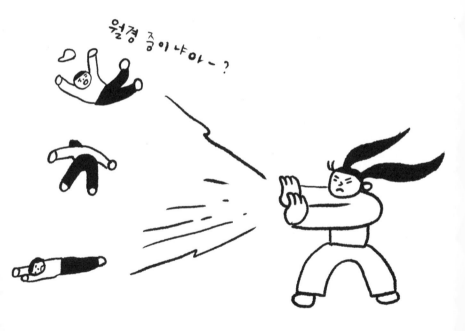

월경 중에 어떤 용품을 써야 돼요?

수많은 선택권이 있어요! 옷에 피가 묻지 않도록 해주는 다양한 제품이 있답니다. 질에서 흘러나오는 피를 흡수하도록 팬티에 붙이는 월경대를 쓰는 사람도 있고요, 질 안에 넣어서 피를 흡수하는 탐폰을 쓰는 사람도 있어요. 또 질 안에 넣어서 피가 빠져나오는 걸 막는, 재사용이 가능한 월경컵이나 특수하게 제작된 스펀지를 쓰는 사람도 있고요. 피를 흡수하는 특수 팬티도 있답니다! 수많은 선택권 중에 **무엇이 나와 나의 생활 방식에 맞는지** 알아내는 게 중요합니다.

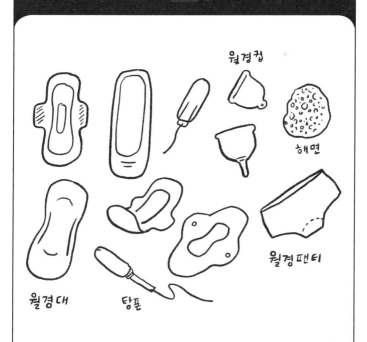

월경컵

해면

월경팬티

월경대

탕폰

다양한 월경 용품의 사용법은 각 제품의 포장지에 쓰여 있어요.

월경은 얼마나 오래 해요?

영원히 하는 건 아니니 걱정 마세요! 월경 중에는 2~7일 간 피를 흘리는 게 정상이에요. 월경 첫날부터 다음 월경 첫날까지를 월경주기라고 합니다. 평균 월경주기는 25~30일인데요, 21일 정도로 더 짧을 수도 있고 35일 정도로 더 길 수도 있어요. 개인에 따라 다르답니다. 그리고 한 사람의 월경주기가 달마다 다를 수도 있어요. 질을 가진 사람들은 사춘기 때 첫 월경을 시작하고, 완경이 올 때까지 계속된답니다(완경에 대해 더 알아보려면 94쪽으로 가세요).

월경통은
왜 생기는 거죠?

월경 중에는 포궁이 월경혈을 내보내려고 수축하기 때문에 배가 아플 수 있습니다. 월경통이 가볍게 지나가거나 없는 사람도 있고, 월경통이 심한 사람도 있어요. 월경통은 보통 정상인데요, 평소에 하던 일들을 아예 못하게 될 정도로 통증이 심하면 문제가 있는 겁니다. **월경통이 너무 심하거나 오래 계속되면 꼭 의사와 상담**하세요. 월경통을 완화할 수 있는 좋은 방법들로는 뜨거운 물로 목욕하기, 처방전 없이 살 수 있는 진통제 복용하기, 스트레칭이나 운동하기, 찜질팩 대기 등이 있습니다.

음경에 얼얼한 느낌이 들면 어떻게 해야 해요?

얼얼하거나 따끔거리는 느낌엔 여러 가지가 있을 수 있어요. 가려운 느낌, 오줌이 마려운 느낌, 그리고 성적인 흥분 등이죠. 음경을 가진 사람이 성적으로 흥분하면 음경이 발기(단단해짐)하는데요, 이 경우 음경이 꼿꼿이 서면서 몸 바깥쪽을 향하게 됩니다. 아무것도 하지 않으면 발기는 가라앉아요(시간이 지나며 음경이 부드러워지면서 몸쪽으로 눕게 된답니다). 음경이 발기했을 때 만져도 되는데요. 단, **반드시 사적인 공간**에서 해야 해요. 다른 사람과 성적인 관계를 맺을 수도 있어요. 이 경우엔 **반드시 두 사람 모두의 허락(동의)이 있어야 합니다.**

아침에 일어날 때
왜 발기해 있는 거예요?

뭐 일단, 좋은 아침입니다! 자는 동안, 또는 아침에 일어났을 때 발기하는 건 정상적이고 건강한 거랍니다. 특히 사춘기 때 아주 흔히 나타나는 현상이고요, 사춘기가 아니라 어느 나이대라도 그럴 수 있어요. 이 현상을 설명하는 다양한 이론이 있는데요, 아침에 신체가 가장 이완되기 때문이라는 설, 그리고 아침에 호르몬의 양이 제일 많기 때문이라는 설 두 가지가 가장 유력해요. 아침에 발기한 채로 잠에서 깨어났다는 사실이 곧 성적인 꿈을 꿨다는 의미는 아니랍니다.

사춘기가 안 오면 좋겠는데, 어떡하면 되죠?

준비가 됐든 안 됐든 사춘기를 피할 수는 없어요. 사춘기는 신체적, 감정적, 사회적으로 많은 변화를 겪게 되는 인생의 한 시점인데요, 사람에 따라 사춘기와 몸에 생기는 변화를 각기 다르게 느낀답니다. 특히 '자기' 몸에 변화가 생길 때 말이죠. 사춘기가 시작되고 끝나는 시기는 사람마다 다르고요, 아주 개인적인 경험입니다. 이 모든 변화를 겪으면서 어떤 사람은 사춘기를 지나고 있다는 사실을 좋아하고 흥분하기도 하고요, 반면 어떤 사람은 사춘기를 겪고 있다는 생각만으로 걱정하고 불안감을 느끼기도 해요. 이 모든 감정과 변화에 대처하는 한 가지 방법은, 여러분이 느끼는 것에 대해 믿을 수 있는 사람과 이야기하는 겁니다.

진짜로 온몸에
털이 자라게 되나요?

사춘기를 지나며 털이 아주 많이 자라나기 시작할 수 있는데요, 무서워할 필요는 없어요. 온몸에 자라나는 게 아니니까요! 대부분 다리에는 두껍고 짙은 색의 털이 자라나고요, 겨드랑이랑 음부(외음부, 음낭, 음경 주변부 등)에도 털이 나기 시작할 거예요. 가슴이나 얼굴에 털이 나기 시작하는 사람도 있답니다. 와, 써놓고 보니 온몸에 털이 나는 게 맞긴 하네요! 근데 좋은 소식도 하나 있어요. 여러분의 몸은 여러분만의 것이에요. 새로 자라나는 털로 무얼 할지 스스로 결정해도 됩니다. 털을 그냥 자라나게 내버려두는 사람도 있고요, 어떤 사람은 면도를 하거나 왁스로 제거하기도 하죠. 또 어떤 사람들은 다른 색깔로 염색을 하기도 해요. 털로 무얼 하든, 여러분의 선택이에요.

사춘기는
전염되나요?

사춘기는 감염되는 게 아니니까 걱정하지 마세요! 사춘기는 감기가 아니에요. 그저 신체적, 정신적, 사회적 변화를 겪게 되는 시기랍니다. 모든 사람이 동시에 사춘기를 통과하는 것처럼 보일 수 있는데요, 그건 단순히 사람이라면 누구나 비슷한 나이대에 사춘기를 겪게 되기 때문이랍니다(보통 8~16세). 모든 사람의 몸은 달라요. 그리고 사춘기는 몸이 준비를 마쳤을 때 시작됩니다. 물론 사춘기엔 전염성이 없지만, 어쨌든 모든 사람이 겪게 돼요. 그러니 마음의 준비는 해두세요. 아주 재미있고 격렬한 여정이 될 테니까요.

알고 계셨나요? 손과 발이 자란다는 건 사춘기가 시작된다는 첫 번째 신호일 수 있답니다!

성교육이 끝나면
더 궁금한
성 이야기

탐폰을 엉덩이에
넣을 수 있나요?

그게 가능하냐고 묻는 거라면, 네. 가능해요. 혹시 그렇게 사용하는 거냐고 묻는 거라면, 답은 '아니오'입니다. 탐폰은 월경혈을 흡수하기 위해 질 안에 넣도록 만들어졌어요. 엉덩이, 그러니까 항문에는 절대 뭔가를 집어넣어서는 안 돼요. 그곳에 넣도록 만들어진 게 아니라면 말이죠. 넣어선 안 되는 물건을 엉덩이에 집어넣으면 몸에 해롭고 위험할 수 있습니다.

아담의 사과가 뭐예요? 남자애들 목소리는 왜 점점 굵어지는 거예요?

아담의 사과는 목 앞쪽으로 툭 튀어나온 부분을 가리켜요. '후두 융기'라는 기관이고요, 목소리가 나오게 해주는 후두부에 있답니다. 사춘기 때 이 후두 융기가 점점 자라나는데, 음경을 가진 사람들의 후두 융기는 대부분 알아차릴 수 있을 만큼 커져요. 이처럼 신체 기관이 커지고 확장되면 사춘기 동안 목소리가 굵어지게 됩니다.

언제쯤 완전히
어른이 돼요?

"사람은 언젠가 진정한 의미에서 완전히 어른이 되나요?" 미안하지만, 너무 나간 것 같네요! 어른이 된다는 건 사람마다 생각하는 의미가 다르답니다. 만약 신체가 어른의 외양을 하게 되는 걸 의미한다면, 어른이 되는 데엔 한 가지 길이 있어요. 바로 사춘기랍니다. 사춘기는 어린아이처럼 보였던 몸이 어른처럼 보이는 몸으로 변하는 시기를 뜻해요. 보통 8세에서 16세 사이에 시작되고요, 이 사이에 보통 한 번 이상 아주 빠르게 성장하게 됩니다. 사춘기가 오래 이어질 수도 있지만, 언제 시작됐는지에 따라 다르고요, 다 클 때까지 몇 년이 걸릴 수도 있습니다. 완전한 어른이 된다는 건 단지 신체의 변화뿐만이 아니라 뇌 발달까지도 의미해요. 25세까지 뇌가 발달한다는 사실을 알고 있었나요? 완전한 어른이 된다는 건 시간이 걸리는 일인 데다 사람에 따라 다르게 나타난답니다.

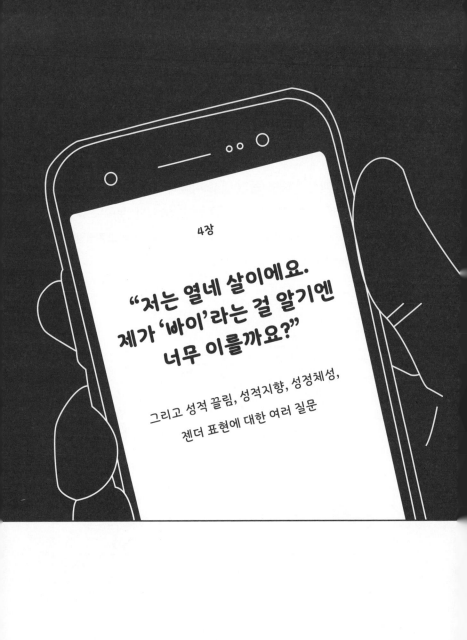

4장

"저는 열네 살이에요.
제가 '바이'라는 걸 알기엔
너무 이를까요?"

그리고 성적 끌림, 성적지향, 성정체성,
젠더 표현에 대한 여러 질문

젠더, 성적지향,
젠더 표현이 뭐예요?

젠더에 대한 이해를 돕기 위해 미국의 트랜스학생교육
자원(TSER) 센터가 이 그래프를 만들었습니다. 누구나 유
니콘을 사랑하니까요(게다가 이 친구는 포괄적이고 교육적인
유니콘인걸요)!

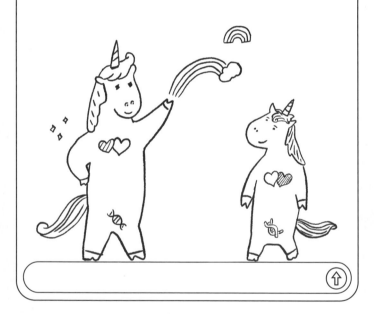

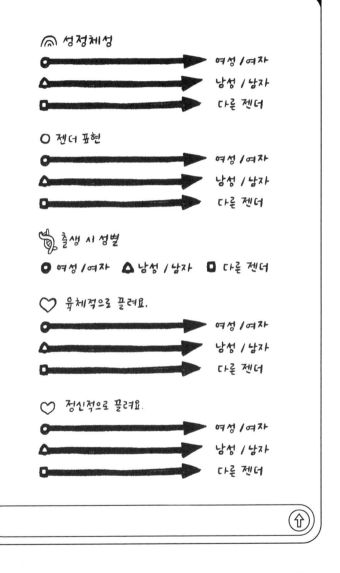

성정체성

● ──────────▶ 여성 / 여자
▲ ──────────▶ 남성 / 남자
■ ──────────▶ 다른 젠더

○ 젠더 표현

● ──────────▶ 여성 / 여자
▲ ──────────▶ 남성 / 남자
■ ──────────▶ 다른 젠더

출생 시 성별

● 여성 / 여자   ▲ 남성 / 남자   ■ 다른 젠더

♡ 육체적으로 끌려요.

● ──────────▶ 여성 / 여자
▲ ──────────▶ 남성 / 남자
■ ──────────▶ 다른 젠더

♡ 정신적으로 끌려요.

● ──────────▶ 여성 / 여자
▲ ──────────▶ 남성 / 남자
■ ──────────▶ 다른 젠더

젠더(Gender)란 누군가 내면으로부터 스스로 인지하는 정체성을 말해요. 예를 들어 여성, 남성, 젠더 유동성(Gender fluid)●, 퀴어(Queer)★ 등이 있죠. 이 외에도 사람들이 느끼는 정체성은 무척 다양합니다. **젠더 표현(Gender expression)이란 스스로를 드러내는 방식이에요.** 즉, 옷 입는 취향, 머리 스타일, 행동하는 방식 등이죠. 누군가의 성정체성이나 젠더 표현은 사람마다 다를 수도 있고 같을 수도 있어요. 중요한 건, 그걸 존중하고 누군가 인지하는 정체성에 대해 넘겨짚지 않는 겁니다. **성적지향은 어떤 사람에게 끌리는가를 나타내요.** 외모나 누군가의 신체 부위에 대한 육체적인 이끌림일 수도 있고요, '누구와 함께 시간을 보내고 싶은지' 같은 감정적인 이끌림일 수도 있어요. 예를 들어 각각 게이, 레즈비언, 이성애자, 바이섹슈얼로 스스로를 인지하는 사람들이 있

● 옮긴이 주: 시간과 상황에 따라 변화하는 젠더를 의미하는 정체성. 363쪽 용어 해설 참조.

★ 옮긴이 주: 성별을 남성과 여성으로만 분류하는 기존의 성별이분법에 들어맞지 않는 성별정체성 혹은 그런 성별정체성을 가진 사람. 〈학교에서 무지개 길 찾기 가이드북〉(2018, 청소년성소수자위기지원센터 띵동) 366쪽 용어 해설 참조.

답니다. TSER 센터가 만든 젠더 유니콘을 한번 확인해보세요. 앞에서 말한 차이들을 시각적으로 이해하는 데 도움이 될 거예요.

어떻게 하면
다른 젠더가 될 수 있어요?

사람이 태어나면 음경을 가졌는지, 질을 가졌는지에 따라 출생 시 성별을 기록하게 돼요. 반면 젠더란 사람이 스스로 생각하는 정체성이죠. 어떤 사람은 출생 시에 기록된 성별이 편하고 자신에게 맞는다고 느끼는 반면, 어떤 사람은 그 성별이 자신과 다르고 불편하다고 느껴요. 만약 출생 시 기록된 성별이 자신이 느끼는 것과 일치하지 않으면 **자기 젠더를 긍정하기 위한 과정**을 거치겠죠. 이를 성전환이라고 합니다. 스스로 느끼는 젠더와 출생 시 기록된 성별이 일치하지 않는 사람들은 다른 사람들과 달리 본인을 트랜스젠더라고 인지하고요. **성전환은 사회적인 것(옷 입는 방식)부터 의료적인 것(약물치료나 외과 수술)까지, 사람에 따라 다 다를 수 있어요.** 진실을 말하자면, **그 어떤 성전환 방식도 옳다**는 거예요! 사람들이 스스로를 어떻게 인식하든, 젠더를 어떻게 표현하든, **중요한**

건 다른 사람의 정체성을 존중하는 겁니다. 성전환 과정에서 도움이 필요하다면 신뢰할 수 있는 어른과 대화해보는 게 도움이 될 수 있어요. 책 뒤의 용어 해설과 374쪽 상담 기관에서 더 자세한 정보와 자료를 찾아보세요. **원하는 대로 스스로를 인지하고 자신에게 옳다고 생각하는 변화를 만들어가는 건 정말 멋진 일입니다.**

앗, 지금 젠더가 두 개 이상이라는 거예요?

아, 새로 아이를 낳게 될 사람들이 듣게 되는 아주 케케 묵은 질문이 하나 있어요. 파란색이에요, 분홍색이에요? 아니면 남자애예요, 여자애예요? 솔직히 말해서 젠더가 '실제로' 얼마나 많이 존재하는지에 대해서는 각기 다른 가설이 있어요. 사람들은 종종 남성과 여성이라는 두 가지 이분법적 젠더에 더 익숙하죠. 하지만 젠더의 가능성이 무궁무진하다고 생각하는 사람들도 있어요. 사람의 **성정체성**은 **여성, 남성, 간성, 젠더 퀴어, 젠더 플루이드, 비관행적 젠더** 외에도 여러 가지가 있을 수 있어요. 그런데 결국 중요한 건, 얼마나 많은 젠더가 실제로 존재하는지가 아니에요. **다른 사람들이 느끼는 정체성을 여러분이 존중하는가, 여러분이 느끼는 정체성을 다른 사람**

● 옮긴이 주: 한 사람의 젠더 표현이 전통적인 남성 또는 여성 범주(이를 '젠더 이분법'이라고 함)에 맞지 않는 경우. 348쪽 용어 해설 참조.

들이 존중하는가가 중요하답니다! 젠더에 대한 더 자세한 정보는 134페이지(젠더 유니콘)에서 확인하세요.

게이, 바이, 레즈비언은
어떻게 될 수 있어요?

섹슈얼리티는 전 생애에 걸쳐 진행되는 과정인데요, 스스로를 이해하는 것부터 시작해서 누구에게 이끌리느냐로 이어지죠. 시간이 지나면서 성적지향이 바뀌기도 하고, 그대로 유지되기도 합니다. 성적지향은 무슨 처치나 치료, 가족이나 친구의 압박에 따라 바뀔 수 없어요. 각 개인은 자신만의 성적지향을 규정합니다.

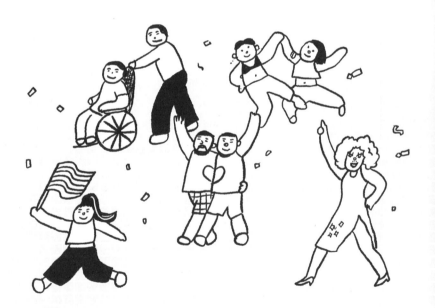

저는 열네 살이에요. 제가 바이라는 걸 알기엔 너무 이를까요?

전혀요! 나이에 관계없이 사람은 자신의 성적지향, 즉 어떤 사람을 좋아하는지 알아차릴 수 있어요. **'바이섹슈얼' 은 두 가지 젠더에 모두 이끌리는 사람**을 말해요. 사춘기를 지나면서 누구에게 이끌리는지, 누구에겐 이끌리지 않는지 알아차리기 시작합니다. 수학 수업에서 만난 귀여운 남자애가 곁을 지나갈 때 속이 울렁울렁하거나, 좋아하는 배우가 주연을 맡은 영화를 볼 때 뺨이 붉게 물든다는 사실을 알게 되죠. 사람들이 이런 말을 할 수도 있어요. "그냥 헷갈리는 거야", "경험하고 있는 거야" 같은.

그런데 솔직히 말이죠, 자기 자신은 스스로가 가장 잘 알아요. 그리고 **스스로 어떻게 느끼는지, 어떤 사람에게 이끌리는지는 본인만이 알 수 있죠.** 어떤 사람들은 자기 매력과 성적지향을 바로 알아차리는데요, 반면 탐구할 시간이 필요한 사람도 있어요.

친구가 여자도 좋아하는지 제가 어떻게 알 수 있어요?

타인이 어떤 사람을 좋아하는지 알려줄 특별한 도구 같은 게 있다면 정말 멋지겠죠? 아쉽게도 누가 어떤 사람을 좋아하는지는 그 사람이 직접 말해주지 않는 한 알아낼 수 없어요. 물론 여러분의 성적지향에 대해 친구에게 말할 수 있어요. 단, 자신의 성적지향을 친구에게 말한다고 해서 친구도 그 정보를 공유해야 한다는 의미가 되지는 않습니다. 그 친구는 당신과 대화하는 게 편할 수도, 아닐 수도 있으니까요. **누구에게 말할지는 온전히 그 사람만의 결정이므로, 그 감정을 존중하는 게 중요합니다.**

이성애자 친구한테
홀딱 반했어요. 어떡하죠?

친구한테 반하면 정말 힘들어질 수 있어요. 그리고 솔직히 말이죠, 성적지향과는 무관할 수도 있다는 게 진실에 가깝답니다. 친구 주변에서 어떻게 행동해야 할지, 친구에게 느끼는 감정이 무엇인지 정확히 알기란 어려울 수 있어요. 또, 친구가 당신에 대해 어떻게 생각하는지 알아내는 건 특히 어렵죠. 언제건 간에 이런 상황에 대처할 몇 가지 선택권이 있어요. 감정을 친구에게 털어놓거나, 그냥 비밀로 간직하는 거죠. 하지만 중요한 건, 누군가에게 이끌리는 감정은 사람마다 다르다는 걸 기억하는 거예요. 그러니 친구가 여러분과 같은 감정을 느끼지 않는다는 걸 표현했다면 그 감정을 존중해야 합니다. 또, 앞으로 두 사람 모두 편안하게 우정을 지켜나갈 방법에 대해 함께 이야기해보는 것도 도움이 됩니다.

여자 친구도 있는데
계속 게이일 수 있나요?

물론이죠! 오로지 자기 자신만이 본인의 성적지향을 느끼고, 정할 수 있어요. 누구와 데이트하건, 심지어 누구와 섹스를 하건, 그 사실이 여러분의 성적지향을 결정하는 건 아니랍니다. 스스로 원하는 게 아닌 이상, 새로운 사람과 데이트한다고 성적지향이 바뀌지는 않아요.

지칭은
왜 중요하죠?

누군가의 젠더를 다른 사람들에게 이야기할 때 지칭이 도움이 될 때가 있어요. 어떤 사람들은 '그(He/Him)'라는 지칭을 사용하고, 또 누구는 '그녀(She/Her)'를, 누구는 '그들(They/Them)'을 사용하죠. 스스로를 가장 잘 아는 건 자기 자신이기 때문에, 오직 본인만이 자기에게 어떤 지칭이 가장 잘 맞는지 말할 수 있어요. 젠더가 잘못 붙여지면(자신이 생각하는 것과 다른 젠더로 불리는 경우) 상처를 받을 수 있는데요, 다른 사람의 젠더를 존중하고 정체성을 인정하기 위해 **어떻게 불리길 원하는지 물어보고 사용하는 게 중요합니다.** 올바른 지칭을 사용하면 모든 사람이 **안전하고 존중받고 있다고 느낄 수 있어요.** 별로 어렵지도 않고요!

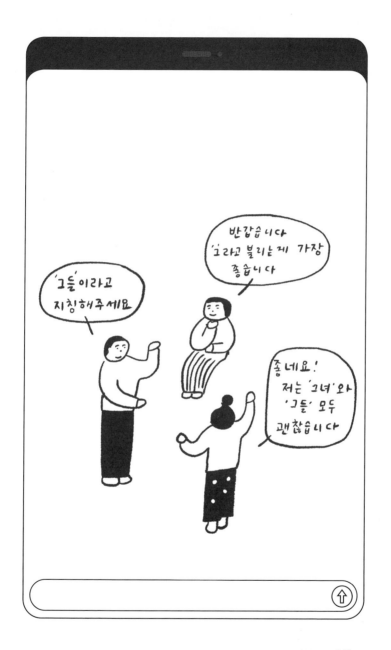

누가 게이인지
어떻게 알 수 있어요?

누가 게이인지 알 수 있는 유일한 방법은 당사자가 이야기하는 것뿐이에요. 누군가의 성적지향을 외모나 행동, 말하는 방식 등에서 유추해서 판단할 수 없답니다. 많은 사람이 추측하곤 하는데요, 앞에 나열한 그 어떤 것으로도 누가 어떤 사람에게 이끌리는지 말할 수 없어요. 그리고 말이죠, 그걸 진짜로 알 필요가 있을까요? **누군가의 성적지향은 우리가 상관할 바가 아니고요, 만약 당사자가 드러내고 싶다면 스스로 말할 거예요.**

누가 트랜스젠더인지 어떻게 알 수 있어요?
성적지향과 마찬가지로, 누군가가 트랜스젠더인지 알아낼 수 있는 유일한 방법은 당사자가 이야기하는 것뿐이에요. 외모나 행동, 말하는 방식으로부터 누군가의 젠더를 판단할 수 없답니다.

**섹스가 뭐 그리 중요한지
저는 진짜 모르겠어요.
성적 충동이 정말 없는데요,
이래도 괜찮나요?**

젠장, 당연하죠! 성욕의 수준은 사람마다 다 달라요. 어떤 사람은 성욕이 많고, 어떤 사람은 누군가를 진짜 진짜 깊이 알고 난 뒤에야 욕구를 느끼죠. 성욕이 전혀 없는 사람도 있답니다. 이 중 뭐든 괜찮고요, 정상이고 건강한 거예요. 어떤 사람들은 로맨틱한 관계는 맺고 싶어 하지만 성적인 관계는 원치 않기도 해요. 성적인 느낌이나 욕구를 느끼지 못하는 사람들은 스스로를 무성애자 혹은 에이스●라고 한답니다.

● 옮긴이 주: Ace, 무성애자를 뜻하는 에이섹슈얼(Asexual)의 발음을 이용한 말장난.

제가 레즈비언이라는 사실을 가족에게 꼭 말해야 하나요?

꼭 그래야 하는 건 아니에요! LGBTQ+인 사람들은 본인의 성적지향을 사람들에게 말할지, 즉 **커밍아웃을 할지 결정해야 할 순간을 자주 만나게 됩니다.** 딱 한 번이 아니라요. 그러니 이건 평생 다양한 상황 속에서 끊임없이 내려야 하는 판단이에요. 어떤 상황은 좀 더 쉬울 수도 있고, 몇몇 상황은 더 많은 생각을 하게 할 수도 있습니다. 가족 전체에게 말할 수도 있지만, 좋아하는 사촌이나 자매, 형제 등 한두 사람에게 먼저 말할 수도 있어요. 가족에게 말을 할지 안 할지는 가족의 문화, 신념, 지지해주는 정도뿐만 아니라 **당사자가 가족의 울타리 안에서 안전함을 느끼는지 여부에 달려 있습니다.** 사적인 결정이고요, 이야기를 할지, 한다면 언제 어떻게 할지는 오로지 **본인만이 결정할 수 있답니다.**

게이인 친구를
어떻게 응원하면 되나요?

어떤 친구든, 어떻게 지지하면 될까요? 이야기를 들어주세요. 무슨 일을 겪고 있는지 이해하려고 노력하세요. 친구를 걱정하고 있다는 사실을 말해주세요. 모든 사람은 자신의 존재 그 자체로 인정받아야 마땅합니다. 그리고 있잖아요, 친구에게 무엇이 필요한지 직접 물어보는 것도 도움이 될 수 있어요. 사람들은 제각각 서로 다른 상황에서 **사랑받고 지지받는다는 느낌**을 받을 수 있어요. **다른 사람들 앞에서 응원하는 것도 도움이 된다는 걸 기억하세요.** 항상 자신을 보호해야 한다고 느끼는 사람들은 종종 친구가 곁에 있을 때 목소리를 높일 수 있어요.

왜 사람들은 남자 친구나 여자 친구 대신 파트너라는 말을 쓰죠?

여러 이유가 있어요. 어떤 사람들은 그게 좀 더 포괄적이라고 보는데요, '**파트너**'라는 용어는 **어떤 성정체성이나 성적지향을 가진 사람에게나 쓸 수 있기 때문**이죠. 애인에 대해 이야기할 때 자신의 **성적지향을 커밍아웃할 필요가 없어서** 파트너라는 용어를 쓰는 사람도 있어요. 또, 어떤 사람들은 그 용어로 자신의 관계가 더 잘 표현된다고 생각한답니다. 사람은 누구나 스스로 자신의 관계를 정의하고 본인에게 제일 좋은 용어를 쓸 수 있다는 사실을 기억하세요.

이성애 규범성하고 이성애주의의 차이가 뭐예요?

한번도 들어본 적 없는 단어들일 수도 있지만, 어쩌면 여러분도 감지했을 수는 있어요! **이성애 규범성(Heteronormativity)**은 이성애(Heterosexual, 반대 젠더에 이끌리는 것)를 정상이라고 여기는 관점입니다. TV 프로그램이나 지금까지 사람들이 작성해야 했던 각종 서식, 그리고 사람들이 쓰는 단어에서도 볼 수 있죠(**이성애자가 아니어도 완벽히 정상이고 건강한 거라는 사실을 기억하세요**). **이성애주의(Heterosexism)**는 이성애가 더 좋은 것이라는 관점, 또는 다른 성적지향은 잘못됐거나 덜 가치 있다고 여기는 관점이에요. **둘 다 그저 편견**이고요, 이런 편견 때문에 LGBTQ+인 사람들이 무시당했다고 느끼거나 수치스러워하고, 스스로를 덜 중요하다고 생각하게 됩니다.

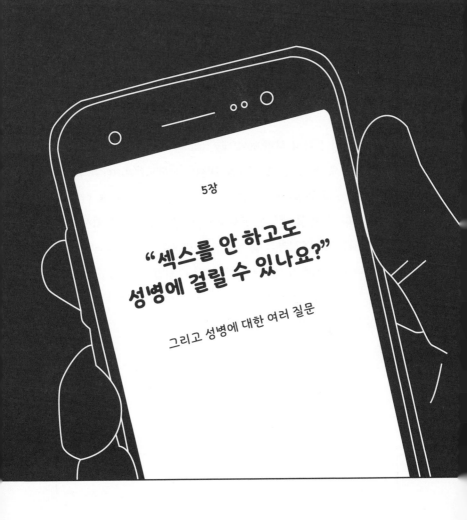

5장

"섹스를 안 하고도
성병에 걸릴 수 있나요?"

그리고 성병에 대한 여러 질문

STI와 STD의 차이점이 뭔가요?

STI는 성 전파성 감염(Sexually Transmitted Infection)을 뜻하고요, **STD는** 성 전파성 질병(Sexually Transmitted Disease)을 뜻합니다. 쓰는 단어가 살짝 다르지만, 둘 다 정확히 '성병'을 뜻하는 용어예요. 많은 의료기관과 의사가 STD 대신 STI라는 용어를 쓰기 시작했는데요, 박테리아나 바이러스가 옮아서 감염되긴 하지만 그게 항상 질병으로 이어지는 건 아니기에, '감염'이라는 용어가 성병을 더 정확히 표현하기 때문이랍니다.

만약 성병에 걸리면
알아챌 수 있겠죠, 그죠?

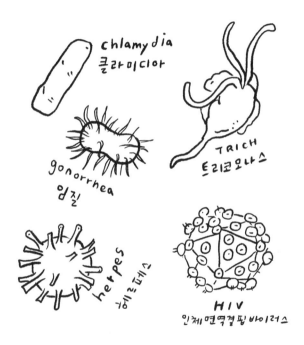

chlamydia
클라미디아

TRICH
트리코모나스

gonorrhea
임질

herpes
헤르페스

HIV
인체면역결핍바이러스

사실 항상 알 수 있는 건 아니에요. 성병에 걸리면 흔히 음경이나 질에서 분비물이 나올 수 있어요. 음경, 질, 항문이 따끔거리거나 빨갛게 부어오르고 수포가 생기기도 해요. 또, 섹스 도중에 불편함이나 통증이 느껴질 수 있답니다. **이 중 어느 하나라도 증상이 생기면 의료인과 상담**해야 해요. 하지만 **많은 경우 성병에 걸려도 증상이 나타나지 않을 수 있다**는 걸 꼭 기억하세요! 성병에 걸렸는지 아닌지 **확실하게 알 수 있는 유일한 방법은 바로 검사를 받**는 것입니다.

병원에 가서 성병 검사를 해달라고 요청해야 합니다. 자동으로 여러 검사를 받게 될 거예요.

입가에 발진이 생기면
헤르페스인가요?

네, 입술 발진은 헤르페스의 한 종류예요. 1형 단순포진이라는 거고요, 구강 안팎이나 코에서도 발견됩니다. 입에서 시작된 발진이 오럴섹스 중에 음경, 질, 항문으로 퍼질 수 있어요. 발진이 생겼을 때 약을 먹으면 통증을 줄일수 있고 보다 빨리 없애는 데에도 도움이 됩니다. 하지만약을 먹는다고 해서 헤르페스가 '치료'되는 건 아니에요.이 말은 즉, 증상은 생겼다가 사라질 수 있지만, 헤르페스 바이러스는 몸 안에 영원히 남는다는 의미입니다. **발진이 눈에 보이거나 느껴지면, 섹스를 하지 않는 게 가장좋아요.** 이때 바이러스가 쉽게 전파되기 때문입니다.

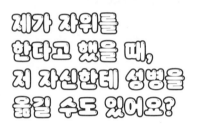

제가 자위를
한다고 했을 때,
저 자신한테 성병을
옮길 수도 있어요?

자위란 손이나 섹스 토이, 기타 물건들을 이용해 본인의
성적인 신체 부위를 자극해 쾌감을 느끼는 걸 말합니다.
자위는 건강하고 정상적인 거고요, 자위하는 게 좋은지
아닌지는 각자 판단할 몫이에요. 좋은 소식은, 자기 자신
에게 성병을 옮길 수는 없다는 겁니다. 이미 성병에 걸린
상태라면 자기에게 또다시 옮길 수는 없는 거고요, 만약
성병에 걸리지 않았다면 자위를 한다고 해서 성병을 만들
어낼 수는 없답니다.

HIV가 포옹이나 악수, 키스로 퍼지지 않는 이유가 뭐죠?

인간면역결핍바이러스(Human Immunodeficiency Virus)를 뜻하는 HIV는 성 전파성 감염(STI) 바이러스예요. 이 말은 HIV에 감염되면 남은 평생 지니고 살아야 한다는 뜻이죠. HIV는 보통 혈액, 정액(사정액), 쿠퍼액, 직장액, 질액, 모유 같은 특정 체액을 통해 전염됩니다. 대부분의 포옹, 악수, 키스는 보통 위 액체들을 공유하지 않기 때문에 이런 행동으로는 HIV가 옮지 않아요. 참고로 HIV 보균자와 음식이나 음료수를 같이 먹거나 화장실을 함께 써도 HIV가 옮지 않는답니다.

HIV에 감염되면
얼마나 살 수 있어요?

다른 감염병과 마찬가지로, **HIV 치료를 받는 게 가장 중요합니다.** HIV 치료약을 복용하면 오래 생존할 수 있어요. 하지만 만약 치료를 받지 않으면 에이즈(AIDS)로 발전합니다. 에이즈는 후천면역결핍증(Acquired Immuno Deficiency Syndrome)이란 뜻이고요, 이 경우 감염과 싸우기가 더 어려운 몸 상태가 돼요. 에이즈로 발전하는 데는 수년에서 길게는 20년 이상 걸릴 수 있습니다.

예를 들면 섹스를 안 하고도 성병에 걸릴 수 있나요?

대부분 이미 성병에 걸린 사람과의 오럴섹스, 항문섹스, 질 삽입섹스를 통해 성병에 걸리게 됩니다. 섹스를 하지 않고도 성병에 감염되는 몇 가지 다른 경로가 있는데요, 그중 하나는 성적인 부위의 피부 접촉이에요. 헤르페스가 옮겨가는 방식이죠. 또, 주삿바늘을 같이 사용해도 옮을 수 있고요, 출생 과정이나 모유를 통해서도 옮을 수 있습니다. 결론은, 섹스를 하지 않고도 성병에 감염되는 것이 가능합니다.

가장 흔한 성병 중 하나가 HPV(인간유두종바이러스)예요. 성적인 부위의 피부 접촉으로 옮을 수 있죠. 미국인 7,900만 명이 감염돼 있을 걸로 추정되고요, 대부분은 10대에서 20대 초반이에요.

파트너와 저 둘 다 성병은 없는데요, 섹스하면 누군가 감염될 수도 있나요?

아뇨. 두 사람 모두 서로와 섹스하는 데 동의했고 둘 중 누구도 성병에 감염되지 않은 상태라면, 함께 섹스하는 도중에 성병이 생겨나는 일은 일어나지 않아요. 성병이 옮으려면 반드시 누군가는 이미 감염된 상태여야 해요. 하지만 자신이 성병에 걸린 줄 모르고 있을 가능성이 있고요, 그렇게 되면 모른 채로 다른 사람을 감염시킬 수 있어요. 콘돔이나 덴탈댐을 사용하면 성병이 전파될 위험을 줄일 수 있습니다(또는 다음번 데이트 때 함께 검사를 받으세요!).

누군가를 그냥 보는 것만으로는 성병에 걸렸는지 알 수 없습니다. 검사만이 성병에 걸렸는지 아닌지 알 수 있는 유일한 방법이에요.

화장실 변기에 앉는 걸로도
성병에 걸릴 수 있어요?

성병에 걸린 사람이 변기를 사용했을 때 성병 매개체가 생존해 있는 체액이 시트 위에 남을 가능성은 적어요. 성병 매개체는 질액, 정액, 혈액, 모유, 쿠퍼액, 직장액 등에서 살 수 있는데요, 이들 체액 없이는 오래 생존하기 어렵답니다. 만약 변기 시트에서 이런 액체를 발견했다면 옆 칸으로 옮기길 권합니다. 혹시 그렇게 안 하고 변기에 앉았다고 해도, 박테리아나 바이러스가 몸 안으로 들어가 성병에 감염되게 하려면 허벅지나 엉덩이에 상처가 있어야 해요. 즉, 변기를 통해 성병에 감염될 확률은 적으니까, 편히 사용하세요.

제일 위험한
성병은 뭐예요?

치료받지 않은 성병이 가장 위험합니다. 빨리 검사받고 치료를 받을수록 건강이 더 나아질 거예요. 치료하지 않았을 때 어떤 성병은 장기적으로 불임을 유발하거나 심지어 죽음에 이르게 할 수도 있습니다. 하지만 적절히 치료받으면 오래, 건강하게 살 수 있습니다. **그러니 검사받으세요!**

인류 최초의 성병은 뭐였어요?

다른 질병과 마찬가지로 성병도 역사 속에 존재해왔어요. 직물로 만든 콘돔이 고대 이집트에서 '질병을 막기 위해' 쓰였다는 기록이 남아 있죠. 다른 많은 질병처럼 성병이 언제 정확히 시작됐는지는 모르는데, 사람 간에 전파되는 걸 막는 방법은 알아요. 어떻게 진단해야 하는지도 알고요. 성병을 막는 가장 확실한 방법은 섹스를 하지 않는 겁니다. 만약 섹스를 할 거라면, **외부 콘돔**●이나 **내부 콘돔**★을 착용해야 성병에 걸리는 걸 예방할 수 있습니다. 그리고 물론 **정기적인 검사는 필수**고요!

● 옮긴이 주: 음경에 끼우는 콘돔.

★ 옮긴이 주: 흔히 페미돔이라고 부르는, 항문이나 여성의 질 안에 착용해 정액이 들어가는 걸 막는 피임기구.

⟰

가장 흔한
성병은 뭐예요?

미국질병통제센터(CDC)에 따르면, 미국에서는 HPV가 가장 흔한 성병입니다. 반면 CDC에 가장 많이 보고되는 성병은 클라미디아예요. 성행위를 하고자 할 때 성병에 어떻게 걸릴 수 있고, 전파시킬 수 있는지 알고 있는 게 중요합니다. 많은 사람이 '내가 성병에 걸릴 일은 없겠지'라고 생각하는데, 만약 이게 진짜라면 미국에 2,400만 명의 HPV 보균자가 생기진 않았겠죠.● 더 많은 정보를 texticyc.com에서 볼 수 있습니다.

● 옮긴이 주: 세계보건기구(WHO)는 2019년 6월 전 세계에서 매일 100만 명 이상이 새롭게 성병에 걸린다며 우려했다.

요로감염증은
성병인가요?

요로감염증●은 성병이 아닙니다. 박테리아가 요도구 안으로 들어가면 요로감염증에 걸리게 돼요. 소변을 볼 때 통증이 느껴지고요. 계속 화장실에 가야 할 것만 같은 느낌이 들거나, 오줌을 다 쌌는데도 방광이 여전히 꽉 차 있는 것 같은 느낌이 들어요. 요로감염증에 걸린 것 같다면, 의료인에게 치료받아야 합니다. **치료받지 않고 방치하면 더 심각한 감염으로 이어질 수 있어요.**

> **섹스를 한 뒤 항상 오줌을 누는 것이 좋습니다.** 요도에 있는 박테리아를 씻겨 내려가게 해서 요로감염증에 걸리는 걸 예방해주거든요.

● 옮긴이 주: 방광염, 요도염, 신우신염이 포함된다.

효모감염은
성병인가요?

아뇨! 섹스를 하지 않고도 효모감염*에 걸릴 수 있어요. 질 내부의 균형이 깨졌을 때 박테리아에 의해 생기는데요, 항생제를 오남용하거나 꽉 끼는 속옷을 입는 등의 이유로 생길 수 있습니다. 하지만 몇몇 성병과 증상이 비슷할 수 있어요(질분비물이 변하거나 가려울 수 있고, 질 삽입섹스 시 통증이 느껴질 수 있습니다). **이런 증상이 있다면 의료인과 상담**해야 합니다. 효모감염은 섹스를 통해서 다른 사람에게 옮거나 악화될 수 있기 때문에, 증상이 사라지고 나서는 다시 섹스를 하기까지 **최소 7일간** 기다리는 게 좋고, 그 전에 **반드시 치료**받아야 합니다.

● 옮긴이 주: 보통 질염이라고 한다.

콘돔이 모든 성병을 예방해주나요?

성병을 막기 위해 콘돔을 사용하는 것은 아주 좋아요. 외부 콘돔(음경에 끼우는 콘돔)과 내부 콘돔(질이나 항문 안에 착용하는 콘돔)은 효과가 아주 좋아서 파트너 간에 체액이 전파되는 걸 막는 장벽이 되어주죠. 하지만 **콘돔이 100% 안전하지는 않다**는 것, 그리고 콘돔이 생식기 피부를 완전히 덮는 건 아니라서 모든 성병을 항상 막지는 못한다는 사실을 고려해야 해요. 물론 콘돔이 100% 효과적이진 않지만, 섹스 도중에 파트너 간 성병 전파를 막는 가장 좋은 방법임은 사실입니다.

콘돔을 정확하게 사용하지 않거나 성적 행동의 시작부터 끝까지 사용하지 않으면 임신을 하거나 성병에 걸릴 위험이 높아져요. 즉, 섹스를 시작하고 나서 **도중에 콘돔을 착용한다면, 임신이나 성병 예방 효과가 없습니다.**

어떤 이유로
덴탈댐이 정말 필요하면,
어디서 사야 하죠?

덴탈댐은 라텍스로 된 얇은 판이고요, 질이나 항문에 오럴섹스를 할 때 성병이 전파되는 걸 막는 용도로 쓰입니다. 덴탈댐은 온라인에서 구매할 수 있어요.[*] 덴탈댐이 없다면 라텍스 콘돔을 잘라 얇은 막으로 만들어 쓸 수도 있답니다.

● 옮긴이 주: 한국에는 덴탈댐이 잘 알려져 있지 않지만, 온라인에서는 구매할 수 있다.

여성을 위한
콘돔도 있나요?

그럼요! 질에 착용하도록 만들어진 내부 콘돔이란 게 있어요. 보통 '페미돔'이라고 부르죠. 질 안에 삽입하는 콘돔이고요, 임신과 성병 둘 다 막아줍니다(내부 콘돔 사용법은 7장을 참고하세요!).

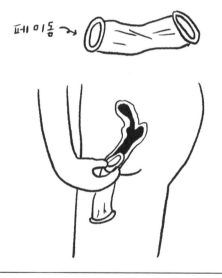

페미돔

⇧

내부 콘돔에 대한 재밌는 사실들

● 최대 6시간 전에 삽입해둘 수 있습니다.

● 윤활제가 아주 잘 발라져 있어요.

● 니트릴 소재로 돼 있어서, 라텍스 알레르기가 있는 사람도 쓸 수 있답니다.

● 니트릴이 체온으로 데워지기 때문에 더 자연스럽게 느낄 수 있어요.

● 외음부를 다 덮기 때문에 피부 접촉으로 인한 성병 전파를 더 잘 막아줍니다.

섹스를 하기 전에
스스로 성병을
예방할 방법이 있나요?

당연하죠! HPV의 가장 흔한 변종 바이러스들을 막아주는 백신을 맞으면 돼요. 하루에 한번 알약을 먹는 프렙(노출 전 예방법)이라는 것도 있는데요, 이건 HIV를 막는 용도예요. 어떤 종류의 성병 예방법을 쓸 건지, 검사를 받아본 적이 있는지 등에 대해 파트너와 함께 이야기를 나누면 스스로 한결 더 안전하게 보호할 수 있습니다.

성병은
치료되나요?

치료가 되는 성병도 있고 아닌 것도 있어요. 박테리아로 인한 성병(클라미디아 등)은 항생제를 이용해 치료할 수 있고요, 바이러스로 인한 성병(헤르페스 등)은 치료를 못 할 수도 있습니다. 하지만 바이러스성 성병이 있더라도 건강한 상태를 유지할 수 있도록 해주는 다양한 약물과 치료법이 있어요. 성병이 바이러스성인지 박테리아성인지 알 수 있는 가장 좋은 방법은 검사를 받는 거고요.

클라미디아는 가장 흔히 보고되는 성병이고요, 동시에 청소년에게 가장 흔한 성병이기도 해요. 그러니까 적절한 치료를 통해 클라미디아를 없앨 수 있지만, 확실히 치료하려면 꼭 검사부터 받아야 해요!

음모에 생긴 사면발니를 없애려면 면도하면 될까요?

'음모'라는 건 음부에 난 털을 말해요. 사면발니는 음모에 터를 잡아 알을 낳고 피부를 깨물어 피를 빨아먹고 사는 기생충인데요, 현미경으로 보면 게처럼 생겼어요. 성관계를 통해 옮겨갈 수 있고요. 음모를 면도한다고 해서 모든 사면발니와 알을 제거할 수 있는 게 아니에요. 사면발니와 알이 전부 제거될 때까지 **감염된 부위를 약제가 든 샴푸를 이용해 씻는 게 중요**하고요. **신뢰할 수 있는 어른이나 의료인과 상담**해서 도움을 받아야 합니다.

● 옮긴이 주: 일상생활에서는 보통 '이'라고 부른다.

성병에 걸리면
금방 알 수 있나요?

굉장히 많은 사람이 섹스를 한 다음날이면 검사를 받으러 가고 싶어 해요. 하지만 곧바로 원하는 이야기를 들을 수는 없죠. 일반적으로 섹스를 하고 2~3주 뒤에 검사를 받아야 성병에 걸렸는지 확실히 알 수 있어요. 아무런 증상이 없는 사람도 있으니까, 적당한 시일 내에 검사를 받도록 하세요. 다시 말해서, **성병이 걱정된다면 증상이 있든 없든 반드시 검사**를 받아야 합니다. 콘돔이나 덴탈댐 없이 성관계를 맺었다면 성병에 걸릴 위험이 높아진다는 사실을 꼭 기억하세요.

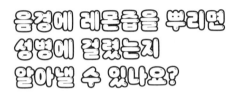

음경에 레몬즙을 뿌리면 성병에 걸렸는지 알아볼 수 있나요?

그건 하지 않기로 합시다. 알겠죠? 성병에 걸렸는지 알수 없을뿐더러 요도에 레몬즙이 들어가면 엄청 따가우니까요. 성병에 걸렸는지 알 수 있는 수많은 민간요법이 떠돌아다니는데요, 병원에서 검사를 받는 게 그 무엇보다 가장 좋은 방법이라는 것만은 확실하답니다. 그러니까 거기 레몬은 내버려두고 당장 병원 예약부터 잡으세요!

정액이 눈에 들어가지 않게 물안경을 쓰는 건 어떨까요?

뭐, 원하면 써도 돼요. 하지만 체액이 묻는 걸 막으려면 음경이나 섹스 토이에 콘돔을 쓰는 게 더 효과적일걸요? 오럴섹스, 항문섹스, 질 삽입섹스 중 눈이나 기타 체액이 존재하는 어느 부위를 통해서건 성병이 옮을 수 있어요.

섹스할 때 쓸 수 있는
혀 콘돔 같은 게 있나요?

재밌네요. 하지만 그런 건 없어요. 질식할 위험이 너무 클 겁니다. 혀에 착용하도록 만들어진 콘돔 같은 건 없지만, 본인이나 파트너(들)를 보호하기 위해 사용할 수 있는 덴탈댐(질이나 항문에 오럴섹스를 할 때 쓰는 것)이나 외부 콘돔(음경에 오럴섹스를 할 때 쓰는 것)이란 게 있어요. 음경에 외부 콘돔을 쓸 때는 살정제•가 발려있지 않은 콘돔을 쓰는 게 좋습니다. 살정제는 화학약품이고 맛이 그다지 좋지 않거든요. 대신 맛이 첨가된 콘돔을 써보는 것도 괜찮아요. 맛 첨가 콘돔은 특히 음경에 오럴섹스를 할 때를 위해서 만들어진 거고요, 약국이나 드러그스토어, 편의점 등에서 구할 수 있답니다.★

• 옮긴이 주: 정자를 죽이는 피임용 약제.

★ 옮긴이 주: 한국의 경우 청소년보호법상 19세 미만 청소년은 일반 피임용 콘돔만 구매할 수 있다.

자기 손이나 다른 데서 성병을 옮을 수도 있나요?

답이 '아니오'면 좋겠죠? 안타깝게도 항상 그런 건 아니랍니다. **헤르페스**나 **매독**, HPV 같은 성병은 감염된 부위의 피부 접촉을 통해서 전염될 수 있어요. 몸의 다른 부위를 통해 감염될 수 있다고는 하지만, **생식기와 입이 가장 흔히 전염되는 통로**랍니다. 괜히 성 매개 감염병이라고 부르는 게 아니에요!

> 성병은 혈액, 정액, 쿠퍼액, 질액, 항문액, 모유를 통해서도 옮을 수 있어요.

HPV는
사마귀나 암 같은 건가요?

HPV는 둘 다이거나, 그 이상일 수 있어요! HPV는 무려 40개가 넘는 변종이 존재하는 독특한 성병이에요. 이 말은 즉 무척 다양한 종류의 HPV가 존재한다는 거죠. 어떤 HPV에 걸리면 생식기에 콜리플라워처럼 생긴 혹이 생기기도 해요. 또 다른 종류는 혹을 만들지는 않지만, 치료하지 않으면 다양한 종류의 암으로 진행되기도 하죠. 하지만 대부분의 HPV는 별다른 증상을 나타내지 않고요, 증상이 저절로 사라지는 경우도 많답니다. **HPV 검사에서 양성**이 나왔다면, HPV 종류와 자가관리 방법과 관련한 다음 단계에 대해 **의사와 상담하는 게 중요**합니다.

성교육이 끝나면
더 궁금한
성 이야기

파트너가 성병에 걸렸는지 알 수 있는 가장 좋은 방법은 뭔가요?

누군가의 겉모습을 보고 성병에 걸렸는지 알 수 있는 방법은 없어요. 따라서 성병에 감염됐는지 여부를 알 수 있는 유일한 방법은 대화뿐이랍니다! **함께 성관계를 맺기로 결정하기 전에 파트너(들)와 성병, 검사, 예방법에 대해 이야기**하는 게 중요해요. 파트너가 검사를 받지 않겠다고 한다면, 그가 당신이 성관계를 맺고 싶은 사람이 맞는지 생각해보아야 합니다. 검사를 받는 건 엄청나게 쉬운 일이기 때문이죠. **안심하고 싶나요? 우리 몸은 하나잖아요. 그러니 스스로를 지키세요!**

검사는 얼마나 자주
받아야 하나요?

검사를 얼마나 자주 받아야 하는지는 성행위에 따라 달라져요. 새로운 파트너를 만날 때 매번 검사를 받는 게 중요하고요, 최소한 1년에 한 번은 검사를 받는 게 좋아요. 오래 사귄 파트너라고 해도 1년에 한 번씩은 검사를 받는 게 중요합니다. 만약 다수의 파트너와 섹스를 하고 있다면 더 자주, 그러니까 3개월이나 6개월에 한 번씩 검사를 받아야 본인과 파트너를 건강하게 지킬 수 있습니다.

　매년 하는 정기 건강검진 때 모든 의사가 반드시 성병 검사를 해주지는 않아요. 만약 필요하면 반드시 검사를 받고요, 담당 의사와 성병 검사에 대해 상담해야 합니다.

성병 치료를 받으면
언제 섹스할 수 있어요?

성병 검사에서 양성이 나오면 처방약을 다 먹기까지 최소 7일 정도 걸리고요, **모든 증상이 사라질 때까지 섹스는 참아야 합니다.** 어떤 성병은 약으로 치료되지만 어떤 건 치료되지 않는다는 사실을 잊지 마세요. 만약 완치가 불가능한 바이러스성 성병에 걸렸다면, 파트너에게 옮기지 않도록 **내부 콘돔이나 외부 콘돔을 사용해야 합니다.** 최근에 성병에 걸렸다면, 새로 만나게 된 **파트너에게 반드시 알려줘야 합니다.**

어디서
검사를 받을 수 있죠?

좋은 소식! 검사를 받을 수 있는 곳은 정말 많답니다! 사는 지역에 따라 고르면 돼요. 비뇨기과나 산부인과를 포함한 병의원이나 보건소에서 성병 검사를 받을 수 있습니다.

치료 안 해도 되는 성병도 있나요? 그냥 저절로 없어진다거나…

성병에 걸린다는 건, 좀 쉬고 죽 좀 먹으면 저절로 낫는 감기에 걸리는 거랑은 달라요. 그냥 **알아서 낫는 성병은 거의 없어요.** 증상이 사라져도 말이죠. 만약 성병에 걸렸다면 **반드시 의사와 상담하고 치료받아야 해요**(그러고 나면 죽을 먹으며 쉬어도 괜찮아요. 그게 위안을 준다는 거 알아요). 성병을 치료하지 않고 방치하면 더 심각한 건강 문제를 야기할 수도 있습니다.

> 어떤 HPV 변종은 저절로 사라져요. 하지만 어떤 변종은 암을 유발하기도 합니다. 그러니 검사와 치료를 받는 게 중요해요!

아래쪽에 혹이 나면
성병에 걸린 건가요?

꼭 그런 건 아니에요! 아래쪽을 봤을 때 생식기에 혹이나 발진이 있는 걸 보면 덜컥 무서울 수 있지만, 사실 무척 다양한 이유로 혹이 날 수 있답니다. 하지만 오럴섹스나 항문섹스, 질 삽입섹스를 할 때 피임을 하지 않았다면 성병 증상이 맞을 수도 있어요. 물론 그냥 안으로 자라난 털이거나 단순 알레르기 반응, 뽀루지일 가능성도 있죠. 검사만이 확실히 알 수 있는 유일한 방법이랍니다!

헤르페스나 HPV 같은 몇몇 성병은 생식기의 맨살을 접촉하는 것만으로도 옮을 수 있다는 걸 기억하세요.

성교육이 끝나면
더 궁금한
성 이야기

성병이 있다는 걸 새로 사귄 파트너에게 어떻게 말해야 하죠?

불편하거나 두려운 일이긴 해도, **성병에 대해 대화하는 건 정말 정말 중요합니다.** 섹스를 하기 전에 누구나 스스로에게 최선의 결정을 내릴 수 있도록 알아야 할 **모든 정보를 알 권리가** 있어요. 성병에 걸릴 위험이 있다는 걸 **파트너에게 확실히 알리는 것도** 포함되죠. 대화를 시작할 때, 파트너를 정말 아끼고 그의 건강을 걱정한다고 말하면 도움이 될 거예요. 어떤 성병을 갖고 있는지, 어떻게 전염될 수 있는지, 전염되지 않도록 두 사람 모두 무엇을 해야 하는지에 대해 말해주세요. 성병을 가지고 있다고 해서 섹스를 절대 하지 말아야 하는 건 아니에요. 중요한 건, 콘돔이나 덴탈댐(성병이 없어도 반드시 해야 하는 일이죠)을 이용해서 **스스로와 파트너를 확실히 보호**하는 겁니다.

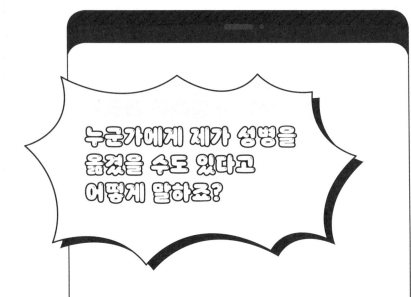

누군가에게 제가 성병을 옮겼을 수도 있다고 어떻게 말하죠?

전화를 걸거나 문자메시지를 보내면 간단할 수 있어요. 아마도 당신은 이미 검사를 받았고 양성이 나왔으며 그 사람에게도 검사를 받길 권하고 싶은 거겠죠. 직접 만나 이야기한다면 다른 사람이 없는 장소를 찾는 게 좋아요. 어느 쪽이든, 하고 싶은 말을 미리 생각해두는 게 도움이 될 수 있습니다. **어렵게 느껴질 수 있지만, 솔직히 말함으로써 그 사람이 검사를 받고 필요하다면 치료를 받도록 하는 게 중요해요.** 만약 그게 불가능할 것 같다면, 익명으로 검사를 받을 필요가 있다고 알려주는 https://

성교육이 끝나면
더 궁금한
성 이야기

dontspreadit.com/ 같은 서비스를 이용하는 방법도 있습니다.

● 옮긴이 주: 아쉽게도 한국에는 비슷한 서비스가 없다. 위 영문 사이트에서 무료로 서비스를 이용할 수 있다. 가입/로그인하고 'New Message' 메뉴로 들어간 뒤, 'Select one or more STDs' 메뉴에서 성병 종류를 선택한다. 그리고 'Enter phone number'를 클릭하고 'Phone number'라고 쓰여 있는 창에 '+82-10-(010을 제외한 휴대폰 번호.)'를 입력하면 문자메시지를 보낼 수 있다. "Hey, a past partner may have exposed you to an STI. Visit dontspreadit.com/?s=672351 to lean more(당신의 과거 파트너가 성병을 옮겼을 가능성이 있습니다. 자세한 정보는 이곳을 참고하세요.)."라는 메시지가 전송된다.

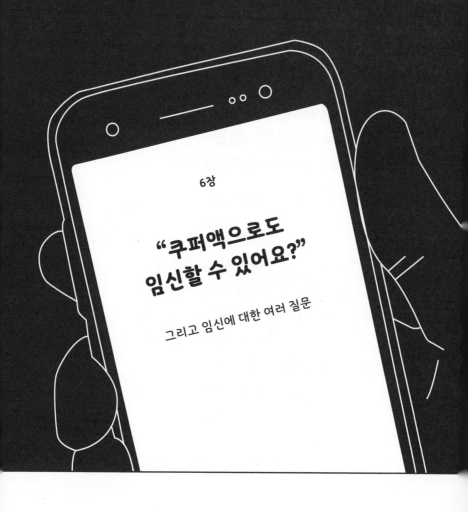

6장

"쿠퍼액으로도
임신할 수 있어요?"

그리고 임신에 대한 여러 질문

그 있잖아요, 뭐 했을 때 임신이 돼요? 남자애들하고 어울려 놀기만 해도 임신이 될 수 있어요?

정자가 질 안으로 들어가 헤엄친 뒤 포궁에서 난자와 만나야 임신이 됩니다(352쪽 참조). 여러분이 이미 예상하듯이 이건 일반적으로 '섹스'를 통해야만 일어나죠. 더 자세히 말하자면, 질 삽입섹스를 통해서 정자가 들어 있는 정액이 질 안으로 들어가야만 해요. 섹스를 하지 않고도 임신하는 경우가 있는데요, 그건 의사의 도움을 받는 거예요. 하지만 누군가와 어울려 노는 것만으론 사람이 임신할 수 없어요. 만약 여자애들이나 남자

애들하고 같이 놀기만 해도 임신이 된다면, 지금 얼마나
많은 아이가 임신 중이겠어요?

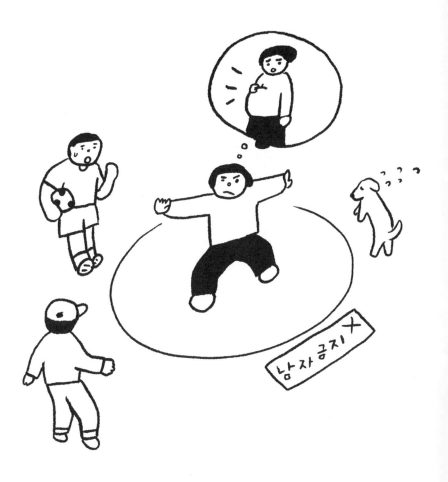

몇 살이 되면
임신할 수 있어요?

질을 가진 사람은 배란, 그러니까 난자를 방출하기 시작하면 임신할 수 있어요. 첫 월경을 하기 직전에 처음으로 배란되고요. 또, 음경을 가진 사람이 2차 성징이 시작돼 정자를 만들기 시작하면 질을 가진 사람과 질 삽입섹스를 할 때 바로 임신이 될 수 있어요. 질을 가진 사람은 사춘기(난자를 방출하기 시작할 때)와 완경기(난자를 더는 방출하지 않을 때) 사이에 어느 때건 임신할 수 있답니다. **임신을 원하기 전부터도 이미 몸은 임신할 준비를 마친다는** 것을 기억하세요. 그러니 **음경과 질이 만나게 되는 섹스를 할 계획이라면 항상 파트너(들)와 피임법에 대해 이야기해야 합니다.**

구강섹스로
임신할 수 있어요?

아뇨! '구강섹스', 그러니까 일반적으로 오럴섹스라고 부르는 것으로는 임신이 되지 않아요. 앞서도 이야기했듯, 정자가 질 안으로 들어가야 임신이 될 수 있답니다. 입을 통해서는 정자가 질 안으로 들어갈 수 없죠(질을 가진 사람이 목구멍으로 정자를 삼킨다고 해도요). 하지만 **오럴섹스를 통해 성병은 옮을 수 있다는 걸 잊지 마세요.** 콘돔을 쓰면 성병에 걸릴 위험을 줄일 수 있습니다.

월경 중에 임신할 수 있나요?

사람들 대부분은 이게 불가능한 일이라고 생각하지만, 사실은 이거 가능해요! 놀랍죠! 정자는 포궁 안에서 3~5일간 생존할 수 있는데요, 그 말은 즉 난자가 방출될 때 정자가 생존해 있다면 수정될 수 있다는 거예요! 또, 질을 가진 사람 중엔 월경 기간이 아닌데도 출혈이 나타나는 경우가 있고요, 실제 월경 기간인데 경미한 출혈(점상 질출혈)만 보이는 경우도 있어요. **질을 가진 사람이 어떤 이유에서 피를 흘리든, 그것이 음경을 질에 넣는 섹스를 했을 때 임신이 되지 않는다는 의미는 아니랍니다.**

음경을 바로 빼도
임신이 될 수 있어요?

그럼요, 당연하죠! 일단 음경이 발기하면(단단해지면) 윤활을 위해 음경 안쪽 요도에서 쿠퍼액이 나와요. 쿠퍼액이 나오는 건 사람이 조절할 수 없답니다. 쿠퍼액이 몸 밖으로 나올 때 요도에 남아 있던 소량의 정자도 묻어나올 수 있는데요, 정자가 있다는 건 질 안에 들어갔을 때 언제든 임신이 될 가능성이 있는 거예요. 이 때문에 **사정 직전에 음경을 질에서 빼더라도 임신이 될 수 있답니다.**

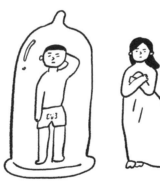

혹시 보유하고 있을지도 모를 **성병 병원체도 쿠퍼액에 포함**돼 있어요. 섹스는 하고 싶지만 임신이나 성병을 예방하고 싶다면, **콘돔을 사용하세요.**

⇧

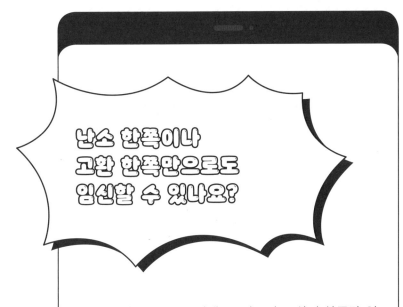

**난소 한쪽이나
고환 한쪽만으로도
임신할 수 있나요?**

그렇게 믿는 게 좋을 거예요! 난소나 고환이 한쪽만 있
어도 임신이 가능합니다. 양쪽 난소 모두에 난자가 있고
각 고환이 정자를 만들기 때문에, 둘 중에 하나만 있어
도 남아 있는 쪽에서 여전히 난자나 정자를 방출하기 때
문입니다.

첫 섹스에서 임신할 수도 있어요?

네, 첫 섹스에서 임신할 수 있습니다. 정자와 난자는 이번이 첫 번째 섹스인지 50번째 섹스인지 상관하지 않아요 (사실, 몇 번째인지 모르죠). 일단 정자가 질 안으로 들어가면 임신 가능성이 생깁니다. 섹스는 하되 임신 가능성은 낮추고 싶다면, 위험을 줄일 수 있도록 콘돔이나 기타 피임법을 써야만 해요.

임신했는지
어떻게 알 수 있어요?

아기를 갖게 되면 절대 모를 수가 없지만, 하루라도 더 빨리 알 수 있는 가장 좋은 방법은 임신 테스트를 하는 거예요. 하지만 섹스한 직후에 테스트를 하는 건 소용이 없답니다. **섹스를 하고 2주 뒤부터, 혹은 월경 예정일이 지나고 1주 뒤부터 테스트로 임신 여부를 확인할 수 있어요.** 임신을 하면 일단 월경을 안 하게 되고요, 흔히 유방이 부풀거나 통증이 느껴지고, 메스꺼운 증상이 나타나기도 해요. 하지만 확실히 알 수 있는 유일한 방법은 임신 테스트입니다.

임신을 했는지 아닌지 알려면 임신 막대기에 오줌을 어떻게 싸야 해요?

자, 이건 나무에서 나온 막대기는 아니고요, **임신했을 때 오줌(소변)에 존재하는 호르몬을 측정**하는 특별한 도구예요. hCG라는 호르몬이고요. 몸 안에 이 호르몬이 있으면 테스트기에 양성 표시●가 뜬답니다. 테스트기마다 조금씩 다르기 때문에 정확하게 테스트를 하려면 약국에서 임신 테스트기를 산 뒤에 꼭 설명서를 읽어봐야 해요. 병원이나 보건소에서도 임신 테스트를 받을 수 있습니다.

● 옮긴이 주: 혹은 표시 창 두 개 모두에 줄이 생긴다.

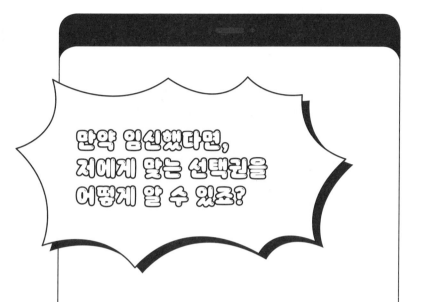

만약 임신했다면,
저에게 맞는 선택권을
어떻게 알 수 있죠?

임신했을 때 고려할 수 있는 선택권은 세 가지예요. 첫째, 임신을 유지해서 출산 후 아기를 양육한다. 둘째, 임신을 유지해서 출산 후 입양을 보낸다. 셋째, 임신중절*을 통해 임신을 종결한다. 누군가에겐 쉬운 선택이지만, 또 다른 누군가에겐 무척 어려운 결정일 수 있어요. 중요한 건 **이 모든 선택권에 대해 인생에서 중요한 사람과 의논**해

---

* 옮긴이 주: 이 책에서는 'Abortion'을 임신중절로 번역했다. 태아를 떨어뜨린다는 의미의 '낙태'는 임신중절에 대한 부정적인 이미지를 연상시키고 임신중절의 원인을 여성에게 귀속시키기 때문이다.

서 각각이 **본인에게 어떤 영향을 줄지 이해한 뒤, 최선의 결정**을 내려야 한다는 겁니다.

> **임신과 관련해 결정을 내릴 때 생각해보아야 할 것들**
> - 미래 목표
> - 재정 상태
> - 법
> - 인생에서 지지해주는 사람들
> - 개인적 가치

임신중절해도 괜찮나요?
어떻게 끝나요?

임신중절을 바라보는 수많은 시각이 있어요. 어떤 사람은 임신중절해도 괜찮다고 생각하지만, 누군가는 그렇게 생각하지 않죠. 본인에게 맞는 결정을 내리고자 할 때, 당신이 임신중절에 대해 느끼는 바를 **신뢰하는 사람과 함께 이야기** 나누면 도움이 될 거예요. 집에서 처방약을 먹는 방법과 병원에서 의사의 도움을 받는 방법이 있는데, 둘 모두 안전하게 종결될 겁니다. 임신중절을 하기로 결정했다면, **의사와 상담해서 본인에게 가장 적합한 방법을 결정**하면 됩니다. •

• 옮긴이 주: 한국에서는 임신중절이 아직 불법이고, 그로 인해 안전하지 않은 불법 임신중절의 폐해가 심각했다. 2019년 헌법재판소가 "낙태죄를 처벌하는 조항이 헌법과 불합치하다"는 결정을 내렸고, 국회는 2020년 12월 31일까지 법을 바꿔야 한다. 현재 다양한 사회적 논의가 이뤄지고 있다.

임신중절을 하면 향후 임신하는 데 영향이 있을까요?

임신중절로 인해 미래의 임신 가능성이 바뀌지 않을 거예요. 수술을 통한 임신중절이나 약물을 이용한 임신중절이 임신 능력에 영향을 준다는 증거는 없답니다. 임신중절은 난소나 난자에도 영향을 미치지 않습니다.

공개 입양과 비공개 입양에 대해 들은 적이 있어요. 차이가 뭐죠?

공개 입양은 보통 아기의 생물학적 엄마나 아빠가 입양 가족, 아이와 계속 연락하거나 연락 가능한 선택권을 갖는 걸 말해요. 매년 사진을 주고받는 것부터 생부모와 입양 가족이 서로 집을 방문하는 등 함께 의논한 내용은 어떤 것이든 포함될 수 있죠. 비공개 입양은 대개 아이를 낳기 전에 생부모가 입양 가족을 비롯해 아이와 어떤 연락도 하지 않기로 동의하는 형태를 말합니다.

임신한 동안 몸에 어떤 일들이 생기나요?

엄청 많아요! 일단 몇 가지만 말하자면, 포궁이 커지고요, 유방은 모유를 만들 준비를 하느라 부풀어 올라요. 호르몬 변화와 감정 변화를 겪을 수 있고요, 체중이 늘고, 심지어 발도 커질 수 있죠. 임신을 하게 되면 신체는 태아를 키우기 위한 여러 가지 일을 하기 시작합니다. 전체 임신 기간은 보통 36~39주인데요, 그동안 굉장히 많은 변화가 일어나요. 사람마다 각각 고유한 임신 경험을 하게 됩니다.

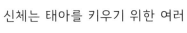

아기는 엉덩이에서
나오나요?

완전 아니에요. 아기는 엉덩이에서 나오는 게 아닙니다.
질 분만을 하게 되면요, 포궁이 포궁경부 쪽으로 아기를
밀어내고, 결국 질을 통해 아기가 나오게 돼요. 병원에서
시행하는 수술인 제왕절개를 하는 사람도 있어요. 의사
가 피부와 포궁을 절개해서 아기를 꺼낸답니다.

사람들이 유산에 대해 말하는 걸 들었어요. 그건 뭐죠?

유산이란 임신이 예상치 못하게 종결되는 걸 말해요. 대부분의 유산은 임신 초기 몇 달 동안에 일어납니다. 여러 이유로 유산될 수 있는데요, 보통 태아가 정상적으로 발달하지 못했을 때 유산하게 돼요. 흔히 사람들은 왜 이런 일이 일어났는지 알지 못해요. **사실 유산은 정말 흔한데요,** 사람들이 보통 유산이나 관련 경험에 대해 이야기하지 않기 때문에 대부분 잘 모릅니다.

임신 중에
섹스해도 돼요?

의사가 별다른 주의를 주지 않았다는 전제 하에, 임신 중 섹스는 안전합니다. 아기는 포궁 안에 있기 때문에 **섹스로 아기가 다치지는 않아요.** 질 삽입섹스를 할 때 음경은 질에서만 오갈 뿐 포궁 안까지 들어갈 수는 없거든요. 임신 중 다른 종류의 섹스도 마찬가지로 안전합니다.

아기가 나올 때
왜 고통스러운 거예요?

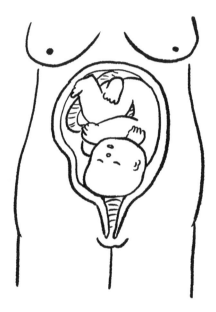

출산은 몇 가지 이유로 고통스럽습니다. 포궁은 아기를

밀어내기 위해서 수축(쥐어짬)합니다(엄청나게 심한 월경통

이라고 생각하면 돼요). 포궁경부는 무척 민감하고 작은데요, 이게 열리면서 늘어나요. 질과 질구 역시 아기가 통과할 수 있도록 늘어납니다. 이 모든 수축과 이완은 굉장히 거북하고 고통스럽습니다. 고통과 불편함의 정도는 **사람에 따라, 아기의 크기에 따라, 진통제 사용 여부에 따라 달라집니다.**

아기 낳으려고 힘을 줄 때 오줌 쌀 수도 있나요?

아기를 낳을 때 진짜 세게 힘을 주면 당연히 오줌을 쌀 수도 있어요. 출산할 때 똥을 싸는 사람도 있는걸요. 똥 쌀 때 쓰는 근육이 아기를 밀어낼 때 힘을 주는 근육이랑 같은 거라서 그래요. 출산할 때 오줌이나 똥을 싸는 건 **완전히 정상이에요.**

⇧

분만할 때 왜 그렇게 웃기게 숨을 쉬어요?

그게 좀 웃기게 들리긴 하죠. 수업 시간에 앉아 있거나 심부름을 할 때 사람들이 그렇게 숨 쉬지는 않으니까요. 그런 숨쉬기를 패턴 호흡이라고 하는데요, **분만을 조금 더 수월하게 하기 위해서 미리 배우는 거예요.** 패턴 호흡을 하면 집중하는 데 도움이 되고요, 혈류에 산소를 공급하고 분만 중 침착함을 유지하는 데에도 도움이 됩니다.

출산 후에도 질은 똑같나요?
원래 사이즈로 돌아가요?

사실, 바로는 아니에요. 하지만 **질은 근육이고 잘 늘어나게 돼 있어요.** 임신과 출산 중에는 호르몬의 영향으로 질이 열리면서 모양이 바뀌게 되는데요, 특히 질 분만(질을 통해 아기를 낳는 것)을 하게 되면 출산 중 질이 변형되고 늘어나게 됩니다. 하지만 보통 시간이 지나면 출산 전과 비슷한 사이즈와 모양으로 돌아가게 돼요. "출산 후 6주 간 질에 아무것도 넣지 말라"고 권고하는 기간이 지나면, 섹스 파트너는 별다른 차이를 전혀 느끼지 못할 거예요.

수영장에서 누가 사정하면 전부 다 임신하게 되나요?

우선, 수영장에서는 절대 사정해선 안 돼요. **개인적인 공간이 아닐뿐더러**, 수영하는 사람들은 자신들이 수영하는 동안 정액에 노출되는 것을 **원하지도 않고 동의한 적도 없기 때문**이죠. 임신은 오직 정자가 포궁 안으로 들어가 난자와 만날 때만 가능합니다. 그러니까 만약 두 사람이 수영장 안에서 섹스를 한다면 당연히 임신할 수 있는데요, 그건 오직 그 두 사람에게만 해당하는 이야기예요. 만약 누군가 혼자서 수영장 안에 사정한다면 물 안에 들어 있는 화학물질과 먼 거리로 인해서 임신은 거의 불가능해요.

정액이 엄청 엄청 조금 들어가도 임신할 수 있어요?

난자가 단 한 마리의 정자와 수정하면 임신이 됩니다. 사정액(정액)은 살아 있는 정자가 들어 있는 액체잖아요. 엄청 조금 사정했다고 해도(또는 사정 직전에 음경을 빼냈다고 해도) 임신이 될 가능성이 있어요. 사람은 보통 매 사정 때마다 티스푼 절반에서 하나 분량의 정액을 방출합니다.

티스푼 하나 분량의 정액 안에는 수억 마리의 정자가 들어 있어요. 실제로 1회 사정액에는 평균 2억 마리의 정자가 들어 있답니다.

뒤로 해도
임신이 되나요?

뒤로 해도 당연히 임신이 됩니다. 후배위는 성관계 체위 중 하나를 말하는 용어인데요, 질 삽입섹스를 한다면 체위나 용어가 무엇이건 임신이 될 위험이 존재해요. 정자가 질 안으로 들어가면 임신이 될 수 있습니다. 콘돔이나 기타 피임법은 임신 위험을 막는 좋은 방법입니다. 섹스를 하는 방법은 아주 다양한데요, **어떤 걸 하고 싶고 하고 싶지 않은지 파트너와 이야기하는 게 중요합니다.**

쌍둥이는
어떻게 생겨요?

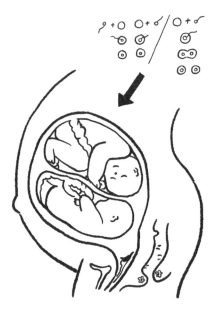

쌍둥이를 원하거나, 쌍둥이를 절대 갖고 싶지 않은 사람

들이 쌍둥이가 생기는 과정을 알고 싶어 해요. 하지만 쌍

둥이가 생기는 걸 사람이 조절할 수는 없어요. 쌍둥이는 두 가지 방식으로 생기는데요, 유전자가 정확히 똑같고 생긴 것도 비슷한 일란성쌍둥이는 난자 하나가 방출되고 그 안에 정자 하나가 들어갔을 때 생깁니다. 수정란이 절반으로 쪼개지면서 두 명의 아기가 생기는 거죠. 비슷하게 생겼지만 정확히 똑같지는 않은 이란성쌍둥이는 난자 두 개가 방출되고 각 난자에 서로 다른 정자가 하나씩 들어가서 생기게 됩니다.

한 번에 아기를
몇 명이나 가질 수 있어요?

한 번에 8명의 아기를 가진 두 명의 여성이 있었어요. 두 여성 모두 임신을 할 때 의사의 도움을 받았답니다. 한 번에 많은 아기를 가졌다는 건 보통 의사의 도움을 받았다는 걸 뜻해요. 하지만 쌍둥이나 세쌍둥이, 네쌍둥이까지는 의사의 도움 없이 자연적으로 생길 수도 있답니다. **중요한 건 임신부가 산전 진료(태아가 크는 동안 받는 의료 서비스)를 받는 거예요.** 아기를 여럿 가진 임신부는 아기들이 건강한지 확인하기 위해 보통 의사를 더 자주 만나야 한답니다.

임신하면
왜 입덧을 하죠?

입덧(구토증)은 임신 제1삼분기(12주)에 나타나는 흔한 증상이에요. 전체 임신 기간 동안 지속되기도 한답니다. 입덧이 왜 생기는지 정확히 밝혀지지 않았는데요, 몇몇 가설이 있긴 해요. 예를 들어 임신 중 호르몬이 늘어나면서, 또는 혈당이 낮아지면서 입덧이 생긴다는 거죠. 또 한 가지 알아야 할 건, 입덧이 아침에만 생기는 게 아니란 거예요.• 입덧을 온종일 겪거나 밤에 겪는 사람도 있고요, 입덧이 전혀 없는 사람도 있습니다.

• 옮긴이 주: 입덧이 영어로 'Morning sickness'인 탓에 아침에만 생기는 구토증이란 오해가 있다.

임신이 아니어도
월경을 건너뛸 수 있나요?

왜 월경이 없지…?

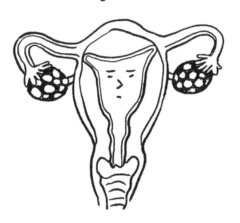

'월경이 늦네. 오늘 월경 예정일인데! 잠깐… 이거 혹시?'
월경을 건너뛰거나 월경이 예정일보다 늦으면 많은 사람
이 임신을 걱정하곤 하는데요, 월경이 늦거나 안 나오는
데는 수많은 이유가 있어요! 스트레스나 운동 때문일 수

있고요, 먹는 것도 월경에 영향을 주죠. 그리고 어쨌든 십대 때는 월경이 불규칙할 수 있어요! 임신을 걱정할 이유가 있는 거라면, 임신 테스트를 해보는 게 좋습니다.

쿠퍼액으로도
임신할 수 있어요?

쿠퍼액으로도 임신이 될 수 있습니다. 쿠퍼액이란 실제 사정을 하기 전에 음경에서 나오는 액체인데요, 사람은 쿠퍼액이 몸에서 나오는 걸 조절하거나 느끼지 못합니다. 쿠퍼액에는 보통 정자가 들어 있지 않거나 죽은 정자만 들어 있는데요, 소량의 살아 있는 정자가 함께 방출되거나 쿠퍼액이 몸에서 나올 때 우연히 딸려 나올 수도 있어요. 그러니까 임신할 확률이 낮긴 해도 존재하는 겁니다. **임신을 예방하려면 섹스의 시작부터 끝까지 콘돔을 써야 합니다.**

월경을 해야만
임신할 수 있는 거죠?

많은 사람이 이렇게 생각해요! 사실은 **첫 월경 직전에도 임신할 일말의 가능성이 있답니다.** 첫 월경을 하기 몇 주 전에 첫 배란(난자가 방출되는 것)이 일어나기 때문이에요. 이 기간에 피임을 하지 않고 질 삽입섹스를 하면 임신할 가능성이 생기게 됩니다.

임신 중 피가 나는 게 정상인가요?

임신 중에 피가 찔금 나오거나 점점이 묻는 점상질출혈이 나타날 수 있는데요, 흔한 일은 아니고요, 월경은 더욱이 아닙니다. 임신 중에 어떤 식으로든 피가 나왔다면 **엄마와 아기가 건강한지 확인하기 위해서 즉시 의사와 상담**해야 합니다.

성병이 있어도
아기를 가질 수 있나요?

간단히 답하자면, 맞습니다. 모든 성병은 치료와 관리가 가능하고, 적절히 치료받는다면 임신 가능 여부에 영향을 주지 않아요. 하지만 성병을 치료하지 않고 방치하면 더 악화될 수 있고, 임신이 어려울 만큼 손상을 입을 수 있어요. 성병이 있는 채로 임신을 했다면 임신이나 출산 중에, 또는 모유를 먹이는 과정에서 아기(태아)에게 전염될 가능성이 있습니다. 성병에 걸린 것 같다고 의심되면 언제든 반드시 검사를 받고 의료진과 상담해야 합니다.

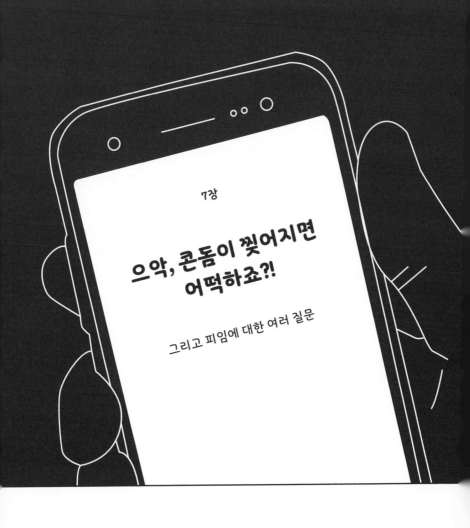

7장

으악, 콘돔이 찢어지면 어떡하죠?!

그리고 피임에 대한 여러 질문

이미 섹스한 적이 있어도 금욕할 수 있나요?

당연하죠! 성적 금욕이란 섹스하지 않는 것을 뜻하는데요, 누구나 살면서 언제든 섹스를 하지 않기로 선택할 수 있어요. 이전에 섹스를 한 적이 있더라도 말이죠. 금욕은 임신이나 성병을 예방할 수 있는 가장 효과적인 방법입니다. 성생활을 절제할지, 한다면 언제할지는 **본인에게 가장 맞는 방향**으로 정하면 돼요.

어떤 피임법이
제일 좋아요?

솔직히 말하면요, 당신이 사용할 피임법이 가장 좋은 피임법이랍니다! 모든 사람은 다르기 때문에 각자에게 가장 효과적인 피임법도 다를 수 있어요. 피임을 올바르게 한다고 가정했을 때 자신에게 보다 적합한 피임법이 있을 수 있고요, 그걸 고르면 됩니다. 피임을 매번 정확한 방법으로 하는 게 중요해요.

콘돔을 왜 꼭 한쪽 방향으로 착용해야 하죠?

콘돔은 올바르게 사용할 때 가장 효과적입니다. 다음 순서대로 콘돔을 착용해야 합니다.

① 겉포장을 확인합니다

콘돔의 유통기한이 지나지 않았는지, 포장지가 훼손된 자국이 없는지 확인하세요.

② 조심스럽게 포장을 뜯습니다

한쪽으로 콘돔을 밀어낸 다음 포장재 가장자리를 뜯어 개봉하세요. 칼이 아니라 손가락을 이용해 개봉해야 합니다.

③ 방향을 확인합니다

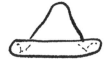

음경에 콘돔을 그냥 마구 씌우면 안 됩니다. 손가락을 이용해서 콘돔이 바깥쪽으로 말려 있는지 확인하세요. 만약 콘돔이 맞게 놓여 있다면 쉽게 풀릴 겁니다. 만약 말려 있는 콘돔이 잘 풀리지 않는다면 음경에 씌우기 전에 한 번 뒤집으세요.

④ 끝을 비틉니다

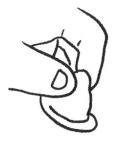

콘돔의 끝을 비틀어서 콘돔 안에 공기가 남아 있지 않도록 하세요. 동물 풍선을 보고 싶지 않다면요. 공기를 빼두어야 섹스 중 음경에서 나오는 체액이 들어갈 공간이 생기게 됩니다.

⑤ 음경 끝까지 콘돔을 착용합니다

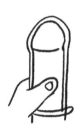 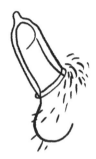

돌돌 말린 콘돔을 풀면서 음경 끝까지 씌웁니다. 중간에서 멈추지 말고 끝까지 씌워야 해요. 콘돔이 꼭 맞게끔 발기 후에 착용하는 것, 잊지 마세요.

⑥ 콘돔을 빼기 전에 끝부분을 잡습니다

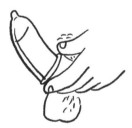

콘돔을 빼낼 때 미끄러지지 않도록 콘돔 끝부분을 잡으세요. 사정을 하고 나면 발기했던 음경이 다시 부드러워지는데요, 그러면 콘돔이 헐렁해집니다.

⑦ 콘돔은 쓰레기통에 버립니다

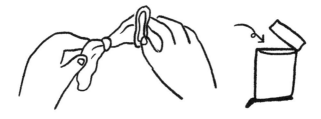

체액이 흘러나오지 않도록 콘돔 끝을 묶는 것도 좋아요. 콘돔은 변기나 싱크대가 아니라 반드시 쓰레기통에 버려야 하고요, 절대 재사용하지 않습니다.

내부 콘돔이란 질이나 항문에 삽입하는 콘돔입니다. 외부 콘돔과 마찬가지로 포장을 확인하고 조심스레 개봉해야 합니다. 그 뒤엔 콘돔 안에 링이 있는지, 찢긴 곳은 없는지 확인하세요. 콘돔 안에 있는 내부 링을 질 안으로 넣으면 됩니다. 반대쪽 끝에 있는 큰 링은 질 안에 넣지 말고 몸 밖에 위치시켜야 해요. 끝난 뒤엔 바깥 링을 비틀어서 콘돔을 빼내고, 쓰레기통에 버리세요.

콘돔 하나보단
두 개가 낫죠?

아뇨! 사람들이 자전거를 탈 때 헬멧을 하나만 쓰죠? **콘돔을 두 개 쓴다고 해서 더 안전한 게 아니에요.** 콘돔은 한 번에 하나만 착용하도록 만들어졌답니다. 만약 콘돔을 꼭 두 개 쓰고 싶다면 콘돔 사이의 마찰을 줄이기 위해 윤활제를 추가로 발라줘야 합니다. 마찰 때문에 각 콘돔이 찢어질 위험이 높아지거든요.

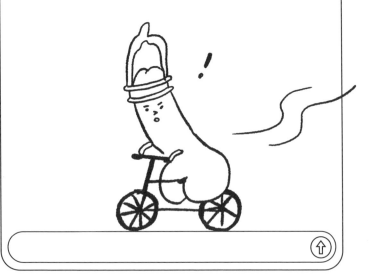

피임은
어떻게 해요?

피임을 하는 데는 매우 다양한 방법이 있습니다. 콘돔은 대부분의 드러그스토어, 약국, 편의점 등에서 구매할 수 있고요, 병원에서 피임약을 처방받을 수도 있답니다. **피임법을 선택하기 전에 올바른 사용법을 아는 게 중요해요.** 각각의 효과는 얼마나 좋은지, 비용은 얼마인지, 사용 방법이 본인의 생활 방식과 얼마나 잘 맞는지를 고려하면 **'나'에게 가장 잘 맞는 방법을 선택**할 수 있습니다.

몇 살부터
피임을 할 수 있나요?

미국에서는 사는 지역에 따라 피임에 관한 법률이 달라요. 어떤 지역에서는 나이에 상관없이 피임약이나 도구를 살 수 있는 반면, 어떤 지역에서는 특정 나이 이상이거나 부모의 허가 또는 주에서 요구하는 조건을 만족해야 피임약을 처방받을 수 있죠.

콘돔엔 나이 제한이 없답니다!

● 옮긴이 주: 한국의 경우 일반 사전피임약은 처방전 없이 약국에서 구매할 수 있고 사후피임약만 의사의 처방전이 필요한데, 건강보험이 적용되지 않아 약값이 비싼 편이다.

⇧

콘돔은 안 그런데 피임약을 사려면 왜 병원에 가야 하죠?

사실 병원에서 콘돔도 구매할 수 있답니다! 약은 일반적으로 안전하긴 하지만, **피임약을 비롯해 호르몬 피임법은 병원에서 의사의 처방을 받아야 해요.** 전문 의료인과 상담함으로써 여러분에게 가장 잘 맞고 안전한 피임법을 찾는다는 건 중요한 일이에요. 다른 약물과 마찬가지로 호르몬을 이용한 피임법은 두통이나 기분 변화, 메스꺼움 같은 부작용을 유발한답니다. 자기 몸에 가장 알맞고, 필요한 조치를 미리 취할 피임법을 찾을 수 있도록 **건강 상태에 대해 의사와 솔직하게 터놓고 이야기해야 합니다.** 한편 콘돔은 재료에 알레르기가 있는 사람이 아닌 이상 별다른 부작용은 없어요. 그래서 일반 가게나 온라인에서도 구매할 수 있는 거랍니다.

피임 방법을 선택할 때 고려할 것들

- 비용

- 호르몬이 얼마나 많이 들어 있는지

- 효과가 얼마나 좋은지

- 언제, 어떻게 사용하는지

- 누가 사용하는지

- 성병 예방 효과

피임하려면
돈이 얼마나 들어요?

비용은 피임 방법에 따라, 그걸 어디에서 구하느냐에 따라 달라져요. 대개 콘돔은 한 팩에 몇천 원이면 살 수 있어요. 피임약의 경우 처방 비용 일부나 전체를 국가/민간 의료보험에서 돌려받을 수 있어요. 신뢰하는 어른과 이야기하는 것도 좋은 방법이랍니다.

섹스도 안 하면서
피임을 하는 이유는 뭔가요?

임신을 예방할 목적 외에 다양한 이유로 피임을 하기도 합니다. 특히 호르몬 피임법을 이용해 여드름을 없애거나, 월경통이나 월경량을 줄일 수 있고, 월경을 보다 규칙적으로 하게 하거나 월경을 안 하게 만들 수도 있어요. 누군가 단지 피임을 하고 있다는 것이 곧 그 사람이 섹스를 하고 있다는 뜻은 아니랍니다.

성교육이 끝나면
더 궁금한
성 이야기

지금 피임해도
나중에 아기를 가질 수 있나요?

원상태로 되돌릴 수 있는 모든 피임법은 나중에 피임을 하지 않을 때 아기를 가질 수 있는 확률에 영향을 주지 않아요. 피임이란 오직 올바른 방법으로 꾸준하게 이용할 때만 효과가 있답니다. 즉, 약을 매일 복용하고, 제때 주사를 맞고, 섹스를 할 때마다 콘돔을 사용해야 효과가 있습니다. 만약 처방받은 피임법을 더는 지속하고 싶지 않다면, 꼭 의사와 상담해야 합니다.

영구적인 피임법도 있습니다. 정관절제술과 흔히 불임수술이라고 부르는 난관결찰술인데요, 모두 난자와 정자가 서로 만날 수 없도록 각각의 통로를 막는 수술입니다.

모든 종류의 호르몬 피임법을 동시에 써도 되나요? 그럼 효과가 더 좋나요?

의사가 처방한 게 아닌 이상, **한 번에 한 가지 이상의 호르몬 피임법을 쓰는 건 완전히 불필요한 일입니다.** 효과가 조금도 더 낫지 않아요. 한 가지 피임법을 올바른 방법으로 사용하기만 한다면 피임 효과는 사실 매우 높답니다! 복용량을 늘이면 오히려 부작용이 더 많이 나타날 수 있어요. 의사가 권유한 게 아닌 이상 한 번에 한 가지 이상의 호르몬 피임법을 쓰지 않는 게 좋지만, **어떤 피임법이든 콘돔과 병행할 수 있습니다. 콘돔**은 임신뿐만 아니라 성병도 막아주고요.

피임약 먹으면 살쪄요?

피임약을 복용하면서 케이크도 함께 먹은 건 아닌가요? 대부분의 사람은 피임을 한다고 살이 찌지는 않아요. 다만 호르몬 피임법은 다양한 종류의 부작용을 유발하는데요, 그 중 하나가 바로 체중 증가랍니다. 하지만 체중 증가 대부분은 피임약 자체 때문이 아니라 평소 습관이나 자라면서 생기는 신체의 자연스러운 변화 때문이에요. 좋은 소식은 선택할 수 있는 피임법이 무척 다양하다는 점이죠. 어떤 피임법의 부작용이 당신에게 특히 맞지 않다면, 다른 종류의 피임법에 대해 의사와 상담해보세요!

콘돔을 썼더니 질이 타는 것처럼 화끈거려요. 무슨 일이 벌어진 거죠?

소방서에 전화할 필요는 없어요. 라텍스 알레르기는 매우 흔한 증상이랍니다! 라텍스에 알레르기가 있는 경우 화끈거림, 가려움, 통증 같은 증상이 나타날 수 있어요. 대부분의 콘돔은 라텍스로 만들어져 있는데요, 만약 알레르기가 있는 사람이라면 라텍스가 아닌 소재의 콘돔을 사용하면 됩니다. 이런 콘돔은 대부분 '폴리이소프렌'이라는 소재로 만들어지고요. 임신과 성병을 예방하는 라텍스 콘돔과 효과가 같습니다.

새끼양 가죽으로 만들어진 콘돔도 있는데요, 임신은 막아주지만 성병을 예방하지는 못합니다.

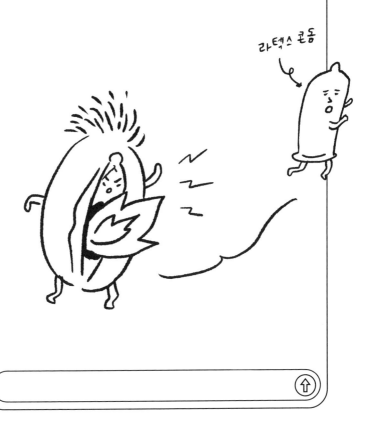

라텍스 콘돔

어떤 콘돔이
제일 좋아요?

콘돔 종류가 정말 많죠. 어떤 건 성적으로 흥분하는 데 도움이 될 윤활제가 포함돼 있고요, 어떤 건 돌기가, 어떤 건 색깔이 있어요. **진짜 중요한 건 콘돔 재질이에요.** 임신을 막으려면 라텍스나 폴리우레탄, 폴리이소프렌으로 만들어져 있어야 합니다. 외부 콘돔 대부분은 효과가 거의 비슷하기 때문에 가장 좋은 콘돔이란 곧 각자에게 가장 좋다고 느껴지는 콘돔이에요. **당신과 파트너에게 가장 좋은 콘돔을 찾기 위해 몇 가지 종류를 시도해보세요.** 좋아하는 브랜드를 찾게 되면 항상 피임 효과를 볼 수 있게끔 **올바른 방법으로 보관하시고요.**

올바른 콘돔 보관법

- 상온에서(편안하게 느껴지는 온도면 충분해요!)

- 직사광선을 피해서(직사광선은 너무 뜨거워요)

- 차가 아닌 곳(차 내부는 더 뜨거워요),

- 냉장고가 아닌 곳(냉장고는 너무 차가워요),

- 그리고 지갑이 아닌 곳(너무 자주 문질러져요)에 보관하
  세요.

으악, 콘돔이 찢어지면 어떡하죠?!

와, 겁나네요! 콘돔이 찢어졌거나, 파트너가 음경을 올바르게 빼지 않았거나, 피임을 제대로 하지 않았다면, 질을 가진 사람은 임신을 막기 위해 피임 없이 질 삽입섹스를 한 뒤 **3일에서 5일 이내에 사후피임약을 복용**해야 합니다. 사후피임약은 성병을 예방해주지는 않기 때문에 콘돔이 찢어져 성병 감염이 우려되는 경우엔 검사를 받아야 해요. 사후피임약에 대한 더 많은 정보는 이어지는 질문을 참고하세요.

아무나 사후피임약을
살 수 있나요?

우리는 피임에 대한 책임감이 있는 파트너를 사랑해요!
한국에서 사후피임약은 의사의 처방전이 있어야 살 수 있
는 피임약입니다. 사후피임약은 질을 가진 사람이 피임
없이 섹스를 한 뒤에 사용할 수 있는 피임법이에요. 사후
피임약은 처방전이 필요하기 때문에 파트너는 가게에서
살 수 없고 본인이 가야 하죠. 한국에서는 건강보험이 적
용되지 않아 처방부터 약 구입까지 3~5만 원 정도의 값
비싼 비용이 들어요. 파트너는 비용을 함께 내는 것으로
피임에 참여할 수 있습니다.

사후피임약을 자주 먹어도 안전한가요?

사후피임약은 안전하며, 필요하면 언제든 먹어도 됩니다! 자주 먹는다고 해서 악영향을 끼치진 않아요. 하지만 그렇다고 이걸 주요한 피임법으로 삼아서는 안 됩니다. 몇 가지 이유가 있는데요, 이건 다른 피임법과 다소 달라요. 더 비싸고 신경을 긁는 부작용들이 있죠. 따라서 정기적으로 쓸 피임법을 찾고 있다면, 보다 효과적이고 가격도 더 저렴한 다른 피임법을 고려하는 게 좋아요. 사후피임약은 질을 가진 사람이 이미 섹스를 한 이후에 사용하는 피임법이란 걸 기억하세요!

성교육이 끝나면
더 궁금한
성 이야기

사후피임약을 먹으면
임신중절을 하게 되는 건가요?

사람들은 흔히 사후피임약과 임신중절이 어떻게 다른지 몰라 둘을 혼동합니다. 임신중절은 임신을 안전하게 종결하는 방법이고요, 반면 사후피임약은 임신이 되기 전에 '막는' 방법이에요. 그러니까 사후피임은 임신중절이 아닌 거죠. 사후피임약은 난소가 난자를 방출하지 못하도록 막아서 임신을 예방하고요, 만약 난자가 이미 방출된 뒤라면 포궁경관 점액을 두껍게 만들어 난자와 정자가 만나지 못하게 만듭니다. 이미 임신이 된 뒤라면, 아무런 효과가 없어요.

피임은
모두를 위한 건가요?

그 무엇도 모든 사람을 위한 건 아니에요. 피자 정도라면 몰라도 많은 요인이 피임을 할지 말지에 영향을 미치죠. 비용, 효과, 부작용, 가치관 등 모든 것이 개인의 선택에 영향을 줄 수 있어요. 어떤 사람들은 피임을 절대 하지 않기로 선택하는데, 그것도 괜찮아요! 본인이 주체적으로 선택했다고 생각한다면 그게 바로 올바른 선택입니다 (또, 모든 종류의 피임법을 누구나 쓸 수 있는 건 아니기 때문에, 피임을 할 거라면 본인 신체에 맞는 걸 선택하는 게 중요합니다).

개인의 종교적 정체성, 지역사회, 교육, 가족, 개인 경험 등 많은 것이 가치관에 영향을 준답니다.

XL 사이즈(매그넘) 콘돔을 써야 할지 어떻게 알 수 있죠?

'매그넘'이라는 콘돔 이름은 정말 멋지지만, 보통 사이즈 콘돔은 대부분의 사람 음경에 편안하게 잘 맞아요. 만약 콘돔을 착용했을 때 아프거나 콘돔이 찢어진다면, 더 큰 사이즈를 사용해보세요. 반대로, 만약 콘돔이 잘 벗겨진 다면 더 작은 사이즈를 착용해보는 게 좋아요. 확실한 피임을 위해서 너무 크거나 너무 작은 콘돔이 아니라 반드시 **당신과 당신의 신체에 잘 맞는 콘돔을 쓰는 게 중요합니다**.

피임약 먹는 걸 항상 까먹어요. 어떤 피임법을 써야 할까요?

까먹지 않으려고 아침 식사 중간에 알람이 울리게 해놓아도, 매일 약을 챙겨 먹는다는 건 쉬운 일이 아니죠! 걱정 마세요. 패치나 링, 주사처럼 매일 챙기지 않아도 되면서 건강하고 효과적인 다른 많은 피임법이 있답니다. 3~12년간 피임 효과를 지속하고 싶다면, 자궁내피임기

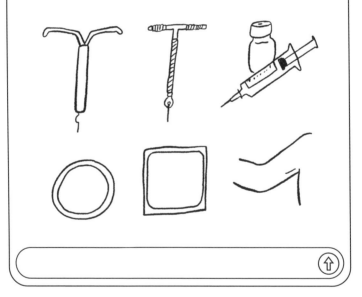

구(IUD)나 임플란트* 같은 오래 지속되는, 되돌릴 수 있는 피임법(Long Acting Reversible Contraception, LARC)을 사용하면 됩니다.

● 옮긴이 주: 피부 안쪽에 심는 피임장치.

피임은
여자애들 책임 아닌가요?

피임과 성병 예방은 섹스를 하는 모든 사람의 책임이지, 파트너 한 명만의 책임이 아닙니다. 파트너와 피임에 대해 이야기하는 게 책임을 공유하는 건강한 방법이에요. 한 사람만 피임을 한다고 할지라도 두 파트너 모두 그게 어떻게 작동하는지, 무엇이 필요한지 알고 있어야 합니다. 각각의 신체에 맞는 다양한 피임법이 존재하고요, 이 말은 즉 모든 젠더와 모든 파트너가 피임을 할 수 있다는 뜻이에요. 파트너 간에 비용을 나눠 부담할 수도 있고요!

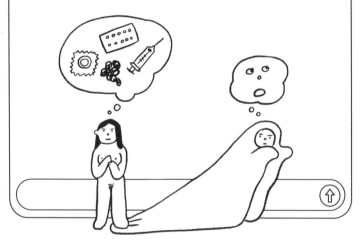

성교육이 끝나면
더 궁금한
성 이야기

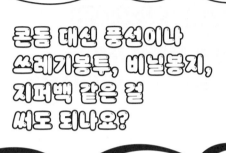

콘돔 대신 풍선이나
쓰레기봉투, 비닐봉지,
지퍼백 같은 걸
써도 되나요?

TV나 영화에서 뭘 봤든, 콘돔 외 다른 물건을 콘돔 대신 사용하는 건 안전하지 않습니다. 풍선, 쓰레기봉투, 지퍼백 같은 것들은 섹스를 위해 만들어진 게 아니에요. 즉, 몸에 쓰기에 안전하거나 깨끗하지 않을 수 있고요, 임신이나 성병을 예방하지 못할 수도 있어요. 몸에 잘 맞고 유통기한이 지나지 않은, 라텍스나 폴리우레탄, 폴리이소프렌 재질의 콘돔만이 임신이나 성병을 예방할 수 있습니다.

구리로 만들어진 자궁내피임기구의 원리는 무엇인가요? 그거 대신 동전을 써도 되나요?

제일 중요한 것부터 먼저 말하죠. 동전으로 피임하면 안 됩니다. 거북하군요! 자, 주목하세요. 구리로 만들어진 자궁내피임기구는 안전한 피임법 중 하나입니다. 원리는 이렇습니다. 구리가 정자에 유독하기 때문에, 정자가 제대로 헤엄치지 못하고 결국 난자를 만나지 못해요. 또한, 구리로 인해 포궁 내 점액이 두꺼워집니다. 두 가지 모두 정자가 난자에 가까이 가는 걸 방해하는 방법이랍니다.

콘돔에
왜 맛을 첨가하는 거예요?

콘돔은 성병이 전파될 위험을 낮추지만, 현실적으로 생각해봤을 때 라텍스는 별로 맛이 없어요. 그래서 어떤 사람들은 오럴섹스를 할 때 맛이 첨가된 콘돔을 쓰죠(이 경우, 입으로 음경을 자극하는 섹스를 말합니다). 트러블이 생길 수 있으니까 질 삽입섹스나 항문섹스를 할 때는 절대 맛이 첨가된 콘돔을 쓰지 마세요.

월경을 안 하는 방법이 있을까요?

네! 물론입니다! 호르몬 피임법을 사용하면 월경혈의 양이 줄거나 월경 기간이 짧아질 수 있어요. 사실 임플란트나 호르몬이 나오는 자궁내피임기구 등을 사용하면 월경을 아예 멈추게 할 수도 있답니다. 물론 완전 안전하고요. 만약 관심이 있다면, 먼저 전문 의료인과 꼭 상담하세요. 현재 쓰고 있는 피임법을 바꾸는 법을 알려주거나, 새로운 방법을 찾도록 도울 수도 있고요, 발생 가능한 부작용에 대해서 말해줄 수도 있습니다.

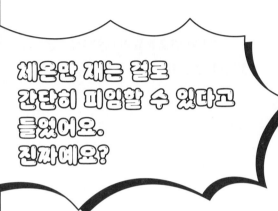

체온만 재는 걸로
간단히 피임할 수 있다고
들었어요.
진짜예요?

음, 임신을 막으려면 단순히 체온만 재는 걸로는 안 된답니다. 난자가 방출(배란)될 준비가 되면 체온이 변하는데요, 체온을 재는 건 '가임기 인지 방법'이라고 불리는 피임법의 한 단계예요. 이걸 자연피임법이라고도 하는데요, 날짜피임법, 자연주기법, 기초체온법 등이 포함됩니다. 임신이 가능한 기간을 알아내기 위해서 월경주기(월경을 하는 기간과 배란하는 날짜), 체온, 심지어 호르몬 수치까지 관찰하는 방법이에요. 이렇게 함으로써 임신을 피하기 위해 섹스를 하지 말아야 할 날짜를 알게 되는 거죠. 효과적일 수도 있지만 **연습을 많이 해야 하고, 본인의 몸을 정말 잘 알아야 한답니다!**

잠깐, 콘돔도
유통기한이 있어요?

넵, 우유의 유통기한이 있는 것처럼 콘돔도 그렇답니다.
모든 콘돔에는 유효기간이 적혀 있어요. 유통기한이 지나기 전에 써야 하죠. 기한이 지나면 우유처럼 성분이 분리되는 건 아니고요, 쉽게 찢어져요. 섹스를 하기 직전에 콘돔의 유통기한이 지난 걸 알았다면, **가장 좋은 방법은 사실 하던 걸 멈추고 다른 콘돔을 가져오는 거예요.** 다른 콘돔이 없다면, 애무는 계속하되 섹스를 하기 전에 멈출 수도 있고요, 아니면 그냥 다 멈추고 우유를 한잔 마시는 등 다른 걸 하는 것도 방법입니다!

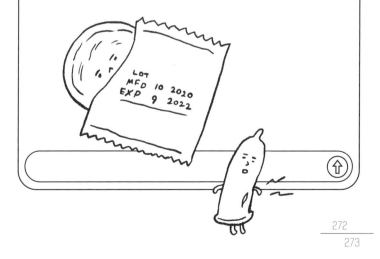

게이도 피임을
해야 하나요?

성정체성이나 성적지향이 무엇이든 상관없어요. **모든 성적 파트너와 피임에 대해 대화하는 건 항상 중요합니다.** 관계에 따라 피임법은 다를 수 있어요. 임신을 걱정할 필요가 없는 경우라도 성병의 위험을 줄이기 위해 콘돔이나 덴탈댐을 사용해야 합니다. 파트너와 함께 성병 검사를 정기적으로 받는 것 또한 **모두의 안전을 위하는 좋은 방법**이랍니다.

남자가 하는
피임법도 있어요?

넵, 음경을 가진 사람이 쓸 수 있는 피임법도 당연히 있답니다. 첫째, **가장 효과적인 방법은 금욕**, 그러니까 섹스를 하지 않는 거예요. 섹스를 하면서 동시에 피임도 하고 싶은 사람은 **외부 콘돔을 사용**하면 되고요. 성병 예방 효과는 없지만 임신을 막아주는 방법으로 정관절제술이 있어요. **정관절제술은 영구적인 피임법**이고요, 일정 나이가 되기 전까지는 수술이 불가능하답니다. 임신을 막기 위한 더 다양한 방법을 만들려고 현재 연구가 진행 중이니까, 아마도 새로운 방법이 곧 나올 거예요. 음경을 가진 사람들이 사용할 수 있는 먹는 약이나 붙이는 패치는 아직 없는데요, **파트너에게 약 먹을 시간을 알려주거나 비용을 나눠 내는 식으로 피임에 함께할 수 있어요.**

자궁내피임기구를 한 뒤에 탐폰도 쓸 수 있나요?

그럼요! 많은 사람이 자궁내피임기구 수술을 받은 뒤에 탐폰을 쓰고 있어요. 탐폰은 질에 넣는 거지만, 자궁내피임기구는 포궁 안에 삽입한 것이거든요. 둘은 완전히 다른 곳이고요! 자궁내피임기구의 줄이 질 안에 매달려 있을 수 있지만, 탐폰을 쓰는 데는 전혀 문제가 없을 거예요.

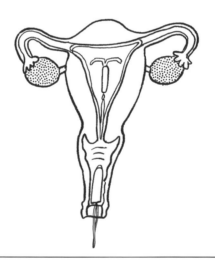

임플란트 할 때
아파요?

아프면 안 되죠! 피임 임플란트를 팔에 삽입하기 전에, 의사나 간호사가 임플란트가 들어갈 부위에 마치 주사를 놓을 거예요. 주사를 맞을 때 약간 불편할 수 있는데요, 임플란트를 삽입할 때에는 아프지 않답니다. 장치를 삽입하고 이틀 정도는 팔에 멍이 생기거나 조금 따가울 수도 있어요. 만약 통증이 심하거나 일상생활이 불가능할 정도로 문제가 생긴다면 즉시 의사와 상담해야 합니다.

임플란트를 제거하는 것도 비슷하고요, 역시 별로 아프지 않아요!

평소보다 피임약을
늦게 먹었어요. 괜찮을까요?

상황에 따라 달라요. 평소보다 5분 늦게 먹은 건가요, 아니면 5일 늦게 먹은 건가요? 먹는 피임약은 매번 복용법을 따를 때, 그러니까 매일매일 비슷한 시간대에 먹는 게 가장 효과가 좋아요. 만약 피임약을 평소보다 늦게(예컨대 먹어야 하는 그날, 조금 늦은 시각에) 먹었다면 피임 효과는 떨어질 수 있어요. 그리고 **피임약 먹는 걸 정말로 까먹었다면, 의사와 상담**해야 합니다. 걱정되면 원래 일정대로 피임약을 먹게 될 때까지 콘돔 같은 대비책을 쓰는 게 좋고요.

질외사정법은
진짜 효과가 있나요?

질외사정법은 사정하기 전에 음경을 빼내는 방법이에요.
매번 제대로만 한다면 임신 확률을 낮출 수 있죠. 성병
은 전혀 막아주지 못하지만요. 제대로 하기 위해서는 자
신의 몸에 대해 정말 잘 알아야 하고요, 연습이 필요합
니다. 제대로 질외사정을 하는 데 자신감이 생길 때까지
콘돔 같은 대비책을 함께 사용하면 피임 효과를 높일 수
있어요. •

• 옮긴이 주: 섹스 도중에도 정자가 나올 가능성이 있기 때문에 질외사정법은 다
른 방법에 비해 피임률이 현저히 떨어진다. 반드시 다른 피임법과 병행해야 안
전하다.

콘돔 쓴 다음에 씻어서
다시 써도 되나요?

아뇨, **콘돔은 딱 한 번만 써야 해요!** 콘돔을 재사용하면 찢어지기 쉽고요, 잘 씻었다고 해도 정자와 박테리아, 바이러스가 전부 다 제거됐는지 확인할 길이 없어요. 콘돔은 일회용으로 사용할 때의 효과만 검증돼 있답니다. 그러니까, 하지 마세요. **섹스를 할 때마다 새 콘돔을 쓰세요.**

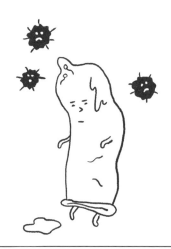

⬆

샤워할 때나 바닷속에서 콘돔 쓸 수 있나요?

물속에서 콘돔을 사용할 수 있습니다. 중요한 건, 물속에서 섹스를 할 때 콘돔이 잘 붙어 있는지 확인하는 거예요. 샤워 물줄기나 바닷물의 압력 때문에 콘돔이 벗겨질 수도 있거든요. 또, 몸에서 나오는 윤활액이나 수용성 윤활제는 씻겨 내려갈 수도 있기 때문에 실리콘 기반의 윤활제를 선택하는 게 보다 좋을 거예요. 바닷물 속 박테리아가 질이나 음경 속으로 들어가서 염증이나 감염을 유발할 수도 있어요. 요컨대 물속에서 콘돔을 쓰는 게 가능하긴 한데요, 땅 위에서 섹스하는 것과 비교해 생각해야 할 게 너무 많답니다!

⇧

오늘부터 피임약 먹기 시작하면, 오늘 밤엔 콘돔 안 써도 돼요?

아뇨. 먹는 피임약이 피임 효과를 나타내려면 최소 7일은 지나야 해요. 의사가 다르게 안내하지 않았다면요. 몸이 피임약에 적응하는 **첫 7일 동안엔 콘돔 같은 다른 방법도 함께 사용**해야 임신을 막을 수 있답니다. 피임약이 효과를 나타낸 뒤로도 콘돔을 계속 사용하면 **성병도 예방**할 수 있어요.

파트너한테 콘돔 쓰자고
어떻게 말해요?

그냥 간단하게 하면 돼요. **"야, 콘돔 쓰자"**거나, **"피임 어떻게 할까?"**라고 해도 되고요, 아니면 **"콘돔 쓰기 전에는 이 이상 안 할 거야"**라고 말해도 됩니다. 피임에 대해 이야기하는 게 정말 중요한데요, 어색하게 할 필요는 없어요. 어떤 성적 경험에서든 당신이 뭘 원하고 원하지 않는지 똑똑히 말하면, 점점 더 편안하고 안전하게 즐길 수 있게 될 거예요.

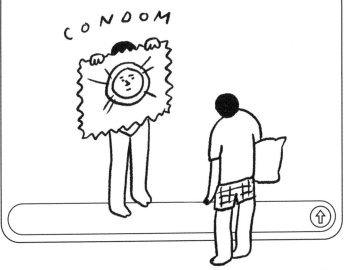

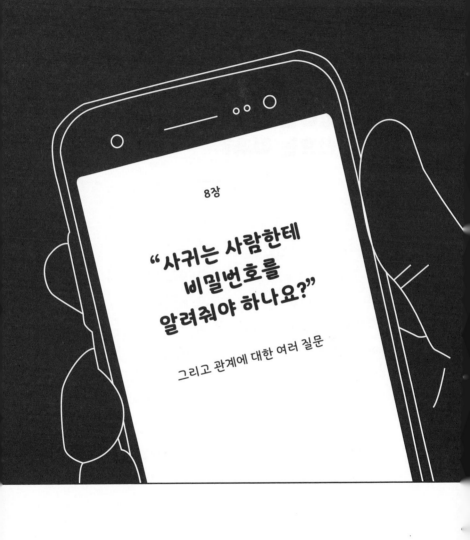

8장

" 사귀는 사람한테
비밀번호를
알려줘야 하나요?"

그리고 관계에 대한 여러 질문

자기 자신이나 누군가가 건강하지 않은 관계를 맺고 있다는 걸 알 수 있는 위험 신호는 뭐죠?

누군가 건강하지 않은 관계를 맺고 있다는 걸 알 수 있는 징후는 매우 다양합니다. 파트너가 너무 자주 소리를 지르거나 싸우고, 사적인 메시지를 훔쳐보거나 비밀번호를 요구하고, 쫓아다니면서 친구, 가족과 함께할 시간을 주지 않거나 서로 떨어져 있을 시간을 주지 않는 등이 그 예입니다. **사람들이 흔히 생각하지 못하는 진짜 중요한 조짐은 사실 조마조마한 감정이에요.** 그 있잖아요, **"뭔가 잘못됐어"**라고 말해주는 듯한 느낌 말이에요. 별일 아닌 것처럼 보여도 그 느낌에 집중해보아야 합니다. 관계를 맺을 땐 두 사람 모두 안전하고 편안하게 느껴야 해요. 당신이나 친구가 건강하지 않은 관계를 걱정하고 있다면, 믿을 수 있는 어른과 상의하는 게 중요합니다.

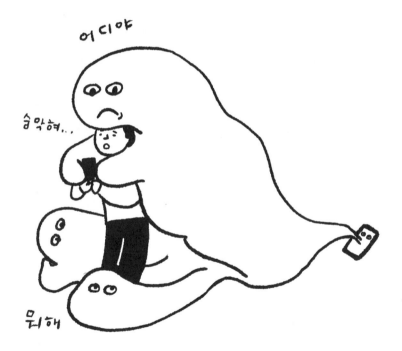

각자 시간을 보내는 게
관계에 좋은가요?

함께 시간을 보내는 게 관계에 중요하듯, 자유를 누리거나 독립적으로 생활하는 것도 중요합니다. 누구나 혼자만의 시간이나 친구와 가족과 함께하는 시간, 그리고 자기 일을 할 시간을 누려야 마땅하고요, 이건 파트너도 마찬가지예요! 흔히 관계 초기에는 두 사람 모두 모든 순간을 함께하고 싶어 하다가 서로 좀 더 편해지면 각자 시간을 보내기 시작하곤 합니다. 정상적이고 건강한 거예요. 어떤 사람은 다른 사람들보다 혼자만의 시간을 좀 더 원하거나 필요로 할 수 있는데요, 그것 역시 정상적이고 건강한 것이랍니다. 모두가 관계에 만족할 수 있도록 각자가 맞는다고 느끼는 것에 대해 이야기해보세요.

성교육이 끝나면
더 궁금한
성 이야기

내 관계가 건강한지 아닌지 어떻게 알 수 있죠?

건강한 관계라고 항상 무지개나 햇살 같지는 않아요. 모든 관계는 각각 다르지만, 건강한 관계 속에는 신뢰와 소통, 존중이(그리고 강아지도) 있죠. **파트너와 솔직하게 소통하고, 좋은 감정이든 나쁜 감정이든 공유하고, 각자의 허용치와 경계선, 의견, 감정, 프라이버시를 존중하는 게 중요합니다.** 건강한 관계라도 말다툼을 하고 서로에게 동의하지 못하거나, 혼자만의 시간을 필요로 할 때가 있습니다. 이런 것 또한 서로가 존중한다고 느끼기만 하면 건강한 겁니다! 모든 사람은 이렇게 비가 오는 듯한 날에도 안전하고 행복하다고 느낄 만한 관계를 누릴 자격이 있습니다.

어떤 여자애가
학대받고 있다면 어떡하죠?

젠더와 상관없이 누구나 학대당할 수 있어요. 학대를 하는 사람이 누군지와는 별개로 이건 절대 괜찮지 않고요, 당신이 학대당한다고 느낀다면 지원과 도움을 받는 게 정말 중요합니다. 신체적, 정신적, 감정적, 성적인 학대가 있을 수 있습니다.

성교육이 끝나면
더 궁금한
성 이야기

어떤 사람 때문에 제가 안전하지 않다고 느끼는 상황에 처하면, 어떻게 도움을 요청해야 하나요?

어느 순간 안전하지 않거나 위협을 당한다고 느껴진다면, 먼저 가까이에서 도움을 받을 수 있는지 살펴야 합니다. 주변에 사람들이 있다면 바로 다가가서 도움을 요청하세요. 주변에 아무도 없다면 침착하게 그 상황을 벗어나거나 경찰을 부르세요. 꼭 신체적인 위협이 발생해야만 당신이 불편하고 안전하지 않은, 나쁜 상황에 처한 건 아닙니다. **언제든 위험하거나 무섭다고 느껴지면(심지어 그냥 기분이 언짢고 그저 옳지 않다는 느낌만 들 때라도) 도움을 청하고 신뢰하는 어른에게 이야기하세요.**

다시 한번 말하지만, 마음속에서 '뭔가 잘못됐나?'라는 소리가 들린다면 그게 '별일'이 아닌 것처럼 보여도 그 소리에 귀 기울여보는 것이 좋습니다. **무슨 일이 벌어지든, 당신 잘못이 아니에요. 위협한 사람의 잘못입니다.**

어떤 사람들은
왜 학대를 하죠?

어떤 사람이 타인을 학대하는 데에는 여러 가지 이유가 있는데요, 권력을 가지려는 욕구, 파트너를 통제하려는 욕구, 또는 그 자신의 불안감 때문일 수 있어요. 학대 가해자는 자기가 상처 입히고 있는 피해자가 스스로 자기 잘못이라고 느끼게 하려고 합니다. 본인을 화나게 했다고 피해자를 비난하거나, 피해자를 사랑하기 때문에 때리는 거라고 말하기도 하죠. **기억하세요, 학대는 어떤 상황에서도 절대 용납되지 않습니다.** 그리고 만약 당신이 학대를 당하고 있다면, **당신 잘못이 아니란 걸 잊지 마세요.**

학대당하는 사람들이 관계를 그냥 끊어버리지 못하는 이유가 뭐죠?

답하기 쉽지 않은 문제입니다. 매우 다양한 이유로 사람들은 관계를 유지합니다. 관계를 떠나는 게 항상 쉬운 건 아니에요. 학대하는 관계는 대부분 같은 패턴을 따르는데요, 깊은 사랑과 연결(허니문 같은 거죠)이 느껴지는 순간이 지나면 긴장감이 형성되고, 결국 폭력적인 관계가 됩니다. 이런 주기가 계속 반복돼요. 사람들은 두려움이나 외부 지원의 부재, 자금 부족, 감정적인 트라우마 등 수많은 이유로 폭력적이고 건강하지 않은 관계를 유지합니다. 이런 관계를 맺고 있는 사람들을 절대 마음대로 판단해서는 안 됩니다. **폭력적인 관계 안에 있는 사람들에게 무엇보다 필요한 것은 친구와 가족의 지지입니다.** 친구가 안전하지 않은 관계를 맺고 있다는 걸 알게 되거나 친구가 폭력을 당하고 있다고 털어놓는다면, 신뢰할 수 있는 어른에게 이야기하는 게 중요해요. 친구가 말하지 말라고 얘기했더라도 당신과 친구 둘 모두를 위해 도움을 받아야 합니다. **신뢰할 수 있는 어른에게 이야기하거나, 핫라인에 전화하거나, 경찰에 이야기해서 지원을 받을 수 있습니다.** 374쪽 정보를 참고하세요.

제 여자 친구가
다른 여자애하고
놀지 말래요.
그냥 친구라도요.
이거 괜찮은 건가요?

여러분에겐 다른 친구(어떤 젠더이든)를 사귀고,
그 관계를 존중받을 권리가 있어요. 파트너가
누구와 노는지 통제하려고 하는 건 질투의 조짐
입니다. 질투란 인생을 살면서 거의 누구나 느
끼게 되는 감정인데요(마치 당신의 절친한 친구 두
명이 당신을 빼고 노는 걸 목격했을 때처럼!), 우리
가 느끼는 방식을 항상 스스로 통제할 수는 없지만,
이런 감정이 느껴질 때 무엇을 할지는 조절할 수 있어요.
다른 친구를 사귀고 시간을 함께 보내는 건 당신에게 건강한 방법일 뿐만 아니라 관계에서 신뢰와 존중을 보여 주는 신호이기도 합니다. 이게 불편하게 느껴지거나 파트너가 이런 요청을 하는 게 싫다면, 파트너와 이야기하는 게 중요합니다.

사귀는 사람한테 비밀번호를 알려줘야 하나요?

상황에 따라 다릅니다. 당신의 비밀번호가 '미끄러운바나나2032'라면 좀 창피하니까 알려주지 마세요. 농담이고요, 각자의 사생활과 개인정보를 보호하기 위해서 비밀번호를 사용하고 있잖아요. 파트너와 비밀번호를 공유할지 결정하는 건 당신의 선택입니다. 어떤 관계에서는 파트너끼리 비밀번호를 공유하고 어떤 관계는 그렇지 않죠. 당신이 비밀번호를 알려주고 싶지 않은데 파트너가 자꾸 요구하는 건 절대 괜찮지 않아요. 당신이 원하면 비밀번호를 비밀로 할 권리가 있어요. 비밀번호를 알려줄 작정이라면, **파트너가 왜 비밀번호를 알고 싶어 하는지 생각해보는 게 중요합니다.** 만약 당신이 뭔가 하는 중이라는 말을 파트너가 믿지 못해서 비밀번호를 요구하는 거라면, 각자에게 신뢰가 어떤 의미인지 깊은 대화를 나눠보는 게 도움이 될 수 있어요. '미끄러운바나나2032'

성교육이 끝나면
더 궁금한
성 이야기

라는 임의의 비밀번호를 선택한 게 관계에 걸림돌이 되기 때문이라면, 그땐 좀 이야기가 달라지죠. 어느 쪽이든 당신이 편한 쪽으로 결정하세요.

누군가를 압박하면
문제가 될까요?

네. 만약 타인에게 성적인 무언가를 하라고 강요하면 법, 학교, 집에서 정말 큰 문제가 될 수 있어요. 누군가를 압박하는 건 절대 괜찮지 않고, 잘못된 일입니다. 동의를 표할 때(접촉하거나 키스하는 등의 성적인 활동에 대해 "좋다"고 말할 때)는 자유로워야 해요. **자유가 주어지지 않았다면 그건 진짜 동의가 아니고요. 건강한 관계라면 당신이 원하는 것, 원하지 않는 것, 그리고 각자의 경계선에 대해 대화를 나누는 과정이 필요합니다.** 일단 각자의 선을 정하고 나면 그걸 존중하는 게 중요해요. 만약 각자 정한 선이 당신이 관계에서 원하는 것과 일치하지 않는다면, 당신에게 알맞은 관계인지 생각해봐도 됩니다. 그 관계가 당신에게 맞지 않는다면, 그래도 괜찮아요! 당신에게 맞는 관계라는 생각이 들면, 파트너가 설정한 경계선을 받아들여야 합니다.(9장에서 더 많은 정보를 찾아보세요!)

성교육이 끝나면
더 궁금한
성 이야기

누가 저에게 데이트 신청을 했고 **전 나가고 싶지 않은데,** 그 사람에게 상처를 주고 싶지도 않아요. 어떻해야 하죠?

즐거운 상황은 아니네요. 누구와 데이트하는 게 가장 잘 맞을지는 오로지 본인만 알 수 있고요, 언제든 싫다고 말해도 괜찮아요. 물론 싫다고 말하면 상대방의 감정을 상하게 할 수 있지만, 그게 당신이 하고 싶지 않은 걸 해야 할 이유가 되지는 못해요. 상대방이 낙담할까 봐 항상 좋다고 말하는 사람과는 누구도 데이트하고 싶지 않을 거예요. 결국 당신은 스스로의 감정에 솔직해져야 하고요, 지금 바로 그렇게 하는 게 오히려 훨씬 친절한 셈이 될 겁

니다. 당신의 감정도 소중하니까요. 데이트를 거절할 때
는 "미안하지만 관심 없어." "아니, 괜찮아." "너랑 친구
로 계속 지내고 싶어. 데이트하는 대신 계속 같이 놀 수 있
을까?"라고 말할 수 있습니다. 감정에 솔직하고 적극적
으로 대한다는 게 꼭 불친절해지라는 의미는 아니니까요.

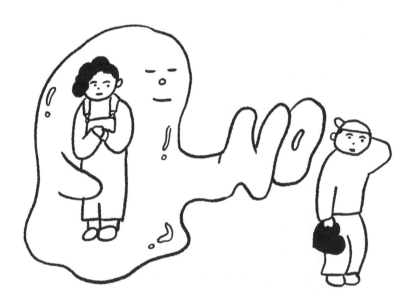

애인과 헤어졌어요.
왜 이렇게 마음이 아픈 거죠?

실연의 상처를 겪으면 자신의 바람과는 다소 다른 현실을 마주하게 되면서 마음이 아파집니다. 예를 들어 누군가 당신이 돌아온 걸 좋아하지 않거나, 이별을 겪고 있거나, 누군가를 그리워하는 상황 등이죠. 거의 모든 사람이 인생의 어느 시점에 실의에 빠지게 됩니다. 가슴에 실제로 상처를 입은 것처럼 신체적인 통증을 호소하는 사람도 있어요. 많은 사람이 슬픔, 분노, 실망, 짜증, 안도, 혼란 등등 수많은 감정을 겪게 됩니다. 이 모든 감정은 매일, 심지어 시시각각 바뀔 수 있는데, 대개 시간이 지날수록 견디기가 조금 더 쉬워집니다. 이별을 원치 않는 경우엔 특히 더 힘들 수 있고요, 이별을 원하는 경우에도 여전히 상대방을 걱정하게 되죠. 이런 감정들은 때로 몹시 강렬하고, 때론 '나'를 압도하는 것처럼 느껴질 수도 있어요. 만약 감당하기 어려운 느낌이 든다면, 당신의 감정에 대해 이야기하거나 글로 쓰는 게 도움이 될 수 있습니다.
이별은 힘들 수 있지만, 서로의 결정을 존중하는 것이 중
요합니다.

이별에 대처하기
- 감정을 마음속에 꽁꽁 숨겨두지 않고, 이야기를 털어놓
  을 믿을 만한 사람 찾기
- 친구들과 놀기
- 아이스크림
- 전 애인과 거리 두기
- 유당불내증이 아니라면, 아이스크림 한 개 더. 아님 초
  코칩 쿠키?

남자 친구랑 계속 만나야 할지 끝내야 할지 언제 알죠?

연인 관계라는 게 '리셋'을 누를 수 있는 비디오게임 같다면 좋을 것 같지 않나요? 하지만 관계는 게임이 아니고, 그냥 아무렇지 않게 새로 시작할 수는 없죠. 관계가 끝나가고 있는 건지 알아야 할 때, 가장 먼저 그 관계에서 당신이 원하는 걸 받고 있고 행복한지 생각해보는 게 좋습니다. 헤어지고 싶지만 이유를 딱 꼬집어 말하지 못할 수도 있습니다. 때론 말로 표현하는 게 도움이 될 수 있는데요, 파트너와 대화를 나눠봄으로써 관계에 대해 어떤 감정을 갖고 있는지 알아내거나, 친구나 가족에게 의견을 구해도 좋습니다. 관계를 지속하려면 많은 걸 해야 하고, 때론 문제 상황을 계속 따라가며 해결하는 게 당신에게 가치가 있는 일인지 결정해야 하는 순간도 옵니다. 어떤 관계는 제대로 지속되지 않는 이유가 명확한 반면, 어떤 관계는 그렇지 않죠. 연인 관계는 스스로 시작하기로 선택한 거잖아요. 결국, 관계를 지속할지 여부는 당신에게 달렸어요.

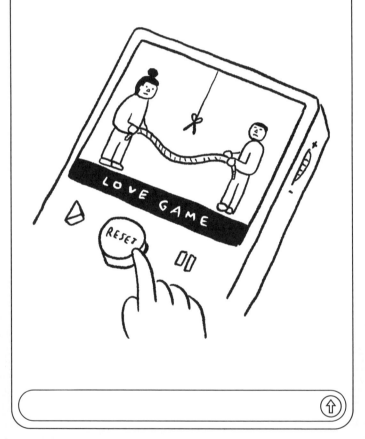

저와 친구가 같은 남자애를 좋아해요. 어떡하죠?

넵, 어려운 질문이네요. 누군가를 좋아하게 되는 건 마음 대로 하기 어려운 문제인데요(친구도 마찬가지예요), 하지 만 좋아하는 감정이 들 때 어떻게 행동할지는 선택할 수 있습니다. 짝사랑을 하고 있을 때, 그 감정을 혼자만 간 직하거나 누군가와 공유할 수도 있고요, 또는 그 사람에 게 고백할 수도 있어요. 당신과 친구가 동시에 한 사람을 짝사랑한다면, 훨씬 더 복잡해질 수 있겠죠. 친구에게 당 신의 감정이 어떤지, 앞으로 어떻게 하고 싶은지 이야기 하면서 친구의 반응을 살피는 게 도움이 될 수 있습니다. 당신의 결정에 따라 친구와의 관계가 변할 수도 있어요. 어떤 결정을 하든, 당신과 친구가 서로를 존중하는 게 가 장 중요합니다.

사랑이
뭐예요?

로맨틱한 사랑은 정의 내리기 어려워요. 대부분의 사람은 사랑이란 다른 사람을 욕망하고 아끼고자 하는 강렬한 감정이라고 말할 거예요. 사랑에 빠지면 그 사람이 자주 생각나고요, 그 사람에게 자꾸 이끌리는가 하면, 그 사람 주변에 있을 때 설레는 감정이 들 수 있습니다(불안할 수도 있고요). 하지만 모든 사람은 각자 다른 방식으로 사랑을 느끼고 경험해요! 친구나 가족 구성원 등 신뢰하는 사람과 대화하면 당신이 느끼는 감정을 정리하는 데 도움이 될 수 있습니다.

언젠가는 누군가
저를 좋아하게 될까요?

그거 알아요? 모든 사람이 인생의 어느 시점에 이걸 궁금해한답니다. 그리고 솔직히 말해서요, 당신이 알든 모르든 누군가가 당신을 이미 짝사랑한 적이 있어요(혹은 그렇게 될 거예요). 누군가 당신을 짝사랑할 때 당신도 그 사람을 좋아할 수도 있고, 아닐 수도 있습니다. 마찬가지로, 당신이 누군가를 짝사랑할 때 그 사람이 당신과 똑같은 감정을 느끼지는 않을 수 있어요. 상대방이 나와 같은 감정을 돌려주지 않으면 마음이 아플 수 있는데요, 누군가가 억지로 나를 좋아하게 만들 수는 없습니다. 참고 견디면, 짝을 찾게 될 거예요. 모든 사람은 서로에 대해 같은 끌림을 가진 사람을 만날 자격이 있답니다.

부모님이나 친구들이
제 파트너를 좋아하지
않으면…
어떻게 해야 하죠?

당신의 관계를 지지받지 못한다고 느끼면 정말 힘들겠네요. 하지만 스스로 최선이 무엇인지, 파트너와 관계를 유지할지 결정해야 합니다. 때론 친구들과 가족이 내가 보지 못한 걸 봤을 수도 있어요. 어른들은 관계에 대한 경험이 더 많기 때문에 종종 우리 인생에 통찰력과 조언을 전해줄 수 있죠. 어쩌면 나와 파트너의 관계에서 행동을 통제하는 모습이나 질투 같은 건강하지 않은 무언가를 알아차렸을 수 있어요. 그 우려에 대해 대화를 나눠보는 게 좋습니다. 이 기회에 당신이 파트너에 대해 느끼는 감정이 어떻고 가족이나 친구들이 여러분을 어떻게 지지할 수 있는지 말해줄 수도 있고요. 친구들과 가족은 그저 당신에게 최선이 무엇인지 알고 싶은 것뿐일 수도 있습니다.

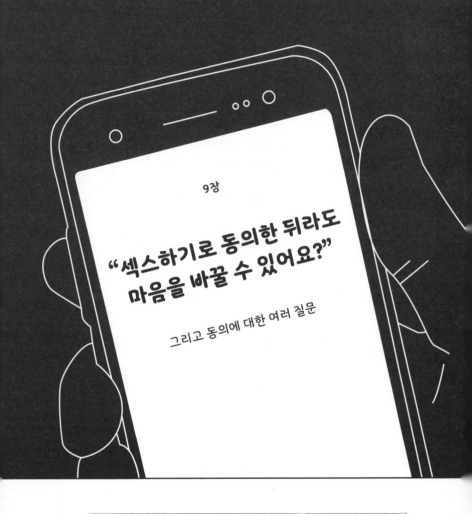

9장

"섹스하기로 동의한 뒤라도
마음을 바꿀 수 있어요?"

그리고 동의에 대한 여러 질문

★ 주의 ★
동의와 성적 학대에 대해 이야기하는 건 수많은 감정을 불러일으킬 수 있어
요. 이번 장은 신체적, 감정적, 성적 학대를 다룹니다. 읽을 때 스스로 주의
가 필요하고, 도움이 필요하면 신뢰하는 어른과 이야기하세요.

동의가
뭐예요?

간단하게 말할게요. **동의란 허락하는 겁니다.** 좀 더 자세히 말하면, 동의는 성적인 행위에 대해 "좋다"고 말하는 거예요. **누군가를 강압(강제)하지 않고 동의를 얻는 게 중요합니다.** 동의가 무엇인지 떠올리려면 '자알되열매'를 기억하세요. 각 글자의 뜻은 다음과 같습니다.

자: **"자유"** 압력, 영향, 협박이 없어야 합니다. 동의는 항상 자유롭게 결정할 수 있어야 해요. 압박감이 느껴지거나, 누군가 당신이 하고 싶지 않은 일을 하게 만들려고 강제하거나 설득을 시도한다고 느껴지면, 그건 자유롭게 동의하는 게 아닙니다. 뭔가를 하려 할 땐 신이 나서 해야지, 마지못해 하면 안 돼요!

알: **"알다"** 좋다고 말하기 전에 알아야 할 모든 정보와

더불어 무엇에 동의하는지 알고 있는 상태여야 합니다. 취하지 않고, 잠들지 않은 상태를 의미하기도 하죠. 네, 맞게 읽은 겁니다. 술이나 마약에 취하지 않은 거요. 취하지 않고 또렷하다는 건, 관련된 모든 사람이 앞으로 어떤 일이 벌어질지 이해한다는 뜻입니다. 원하거나 원하지 않는 것을 이야기할 수 있고, 중단하고 싶을 때 상대방에게 알릴 수 있는 상태여야 하죠.

되: **"되돌릴 수 있다"** 어제 동의했다고 오늘도 동의한다는 의미는 아니에요. 네, 맞아요. 누구나 원하면 언제든 마음을 바꿀 수 있습니다. 특정 성행위에 대해 "좋다"고 말한 뒤라도 마음을 바꿔서 다시는 안 할 수도 있고요, 그 행위를 건너뛰고 대신 다른 걸 할 수도 있어요. 그리고, 그거 알아요? 심지어 그 특정 성행위를 하는 중간에도 마음을 바꿔서 파트너에게 그만하자고 말할 수 있답니다. 파트너는 여러분의 의사를 존중해야 하고요.

열: **"열정"** 성적인 동의는 행복하게 이뤄져야 해요. 두 사람 모두 열중하고 좋은 기분을 느끼는 상태죠. 열정적인 동의야말로 가장 좋은 동의!

매: **"매번"** 개별 행위 각각에 대해 할 때마다 동의를 구해야 합니다. 맞아요. 각각, 매번.

동의를 얻는 방법
- 이거 좋아?
- 느낌이 어때?
- 난 진짜 OO 하고 싶어. 네 생각은 어때?

성교육이 끝나면
더 궁금한
성 이야기

섹스하기로 동의한 뒤라도 마음을 바꿀 수 있어요?

물론이죠. 섹스는 두 사람 모두 원할 때만 할 수 있는 겁니다. **언제든 마음을 바꿀 권리가 있어요.** 섹스를 하기로 이미 동의했거나 섹스를 이미 시작했더라도 말이죠. 누군가 싫다고 말하면 **그 의사를 존중해야 하고, 모든 성적인 접촉을 즉시 멈춰야 합니다.**

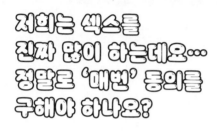

저희는 섹스를
진짜 많이 하는데요…
정말로 '매번' 동의를
구해야 하나요?

동의란 파트너가 편안하게 느끼는지, 성적인 경험을 좋아
하거나 참여하고 싶은지 알 수 있는 방법입니다. 모든 관
계는 존중을 바탕으로 해야 해요. 두 파트너 모두 섹스를
하고 싶은 것인지 '매번' 확인하면 서로에 대한 존중을 표
현할 수 있습니다. 섹스에 대해 동의를 구하거나 동의하
는 방식은 커플마다 다를 수 있는데요, 당신과 파트너에
게 어떤 방식이 적합한지 알아내는 것도 역시 중요합니
다. **한 번, 아니 수백 번 "좋다"고 말했어도 그게 다음번**

에도 **"좋다"고 말할 거란 뜻은 아니라는 사실을 기억하
세요.** 사람들은 때때로 피곤하거나 스트레스를 받아서,
또는 그냥 하고 싶지 않을 수 있습니다. 확실히 아는 방법
은 직접 물어보는 것뿐이에요!

동의를 구하는 세련된 방법은 316쪽을 참고하세요!

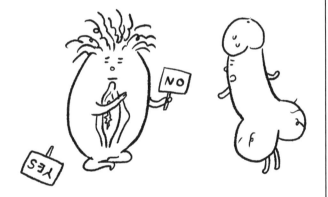

여자가 남자를
강간할 수 있어요?

강간이란 동의 없는 섹스를 말해요. 언제든 다른 사람이 원치 않는 성적 행위를 강제하는 걸 성폭행이라고 하고, 여기에 강간도 포함됩니다. 젠더가 무엇이든 성폭행 가해자도, 피해자도 될 수 있습니다. 누군가를 강제해서 원치 않는 성행위를 하게 만드는 건 절대로 괜찮지 않아요. **심지어 성적으로 '흥분'한 것처럼 보여도, 그게 섹스를 하고 싶다는 뜻은 아니죠.** 음경이 발기하거나 질이 축축해졌다고 해서 그 사람이 성행위를 원하는 건 아닐 수 있어요. 이건 그냥 자연적으로 일어나는 신체적 반응일 뿐이고, 이런 반응은 동의가 아닙니다. 항상 선을 지켜야 합니다.

⇧

파트너한테 "싫다"고 어떻게 말하죠?

성행위에 관해서라면 여러분이 원하거나 원하지 않는 게 무엇인지 말하는 게 중요합니다. 싫다고 말하기 위해 용기를 내는 사람도 있고요, 거절하는 것에 불안함을 느끼거나 거절을 피하는 사람도 있어요. 각각의 상황에서 싫다고 말하는 방법을 연습해두면 정말 도움이 될 겁니다. "그만해", "나 이거 불편해", "싫어, 이건 내가 지금 원하는 게 아니야" 같은 말은 멈추면 좋겠다는 여러분의 의사를 파트너에게 알릴 수 있는 분명한 방법입니다. "싫어"라고 말하는 건, 지금 하고 있는 모든 걸 멈추고 그 이상 나아가지 않기로 하거나, 단계를 되돌리고 싶다는 의미일 수 있습니다. "싫다"고 하고 싶은데 뭐라고 말할지 생각할 시간이 필요하다면, 지연 전략을 써보세요. 화장실에 간다고 말하거나 전화 통화를 한다고 빠져나오면 할 말이 준비될 때까지 시간을 벌 수 있습니다. 당신이 지키고 싶은 경계선은 존중받아 마땅하고, **언제든 좋아하는 사람에게라도 "싫다"고 말할 수 있는 모든 권리가 당신에게 있다는 사실을 기억하세요.**

누군가 당신에게 싫다고 말한다면 뭘 하던 중이건 즉시 중단해야 합니다. 행위를 계속하고, 상대방의 답을 바꾸려고 시도하거나 위협하는 건 절대 괜찮지 않습니다. 파트너의 선에 대한 존중은 늘 중요합니다.

누군가 섹스하자고 압박하면
어떻게 해야 하죠?

누군가에게 섹스하자고 강요하는 건 '절대' 괜찮지 않습 니다. 사실, 법을 어기는 일이죠. 모든 사람에겐 자신의 선을 존중해주는 파트너를 만날 자격이 있습니다. 누군 가 여러분에게 강요한다면, 그 상황을 벗어날 권리가 있 어요. 그의 행위는 잘못된 것이고, 여러분은 원치 않는 그 무엇도 할 필요가 없습니다. 누군가 여러분을 압박하거 나 선을 존중하지 않는다면, 믿을 수 있는 어른이나 상담 사를 찾아 이야기하는 게 실질적인 도움이 될 수 있습니 다. 믿을 수 있는 어른은 다음번에 당신이 어떻게 해야 할 지 생각하는 데 도움을 줄 수 있어요. 몇몇 어른은 벌어진 일에 대해 그냥 이야기를 나누고 싶어 할 수도 있고, 어떤 어른들은 경찰에 신고하려고 할 수도 있습니다. 섹스를 강요하는 건 불법이기 때문에 경찰에 보고할 필요가 있 다는 걸 기억하세요(벌어진 상황에 따라, 또는 당사자의 나이나 법에 따라 다를 수 있습니다). 여러분이 무얼 선택하든, 자기 잘못이 아니라는 것만은 아셨으면 좋겠어요.

경찰관 외에도 학대 신고를 도와줄 수 있는 사람이 많이 있어요. 지역에 따라 18세 이하 학대 피해자를 신고할 의무가 있는 직업군도 있습니다. •

• 옮긴이 주: 신고 의무자 직업군에는 의료인, 보육과 전문 상담교사, 초중고 교사, 지원 센터나 복지 시설, 상담소의 종사자 및 공무원 등이 있다. 더 자세한 상담은 373쪽의 기관에 문의할 수 있다.

애무를 시작하면
왜 멈추기 어려운 거죠?

애무를 하면 기분이 좋아지고 성적으로 흥분됩니다. 그리고 기분 좋은 무언가를 하면 그만두기 힘들 때가 있죠. 좋아하는 쿠키 종류를 먹을 때를 떠올려보세요. 먹다가 딱 멈추는 게 진짜 어렵잖아요, 그렇죠? 애무를 시작하기 전에 성적인 무언가를 하는 걸 불편하게 느끼지는 않는지 알고 결정하면, 속도를 늦춰야 할 때를 알 수 있을 겁니다. 만약 여러분이 어떤 상황에 처해 있고 혼란스러운 느낌이 들면, 그 순간에 무얼 하고 싶은 것인지 생각하기 위해 언제든 만지거나 키스하는 걸 멈출 수 있어요. **자신에게 잠시 생각할 시간을 주세요.** 원하는 게 무엇인지 생각할 틈을 갖기 위해 화장실에 다녀오겠다고 말해도 돼요. 상대방이 마음에 드는 상황이라면 그의 감정을 상하게 할 것이 두려워 "싫어"라고 말하는 게 어려울 수 있어요. 하지만 **여러분의 감정과 경계 또한 다른 사람들 것만큼**

이나 중요하답니다. 또, 그 누구도 여러분의 경계선이 중
요하지 않다고 느끼게 해서는 안 됩니다.

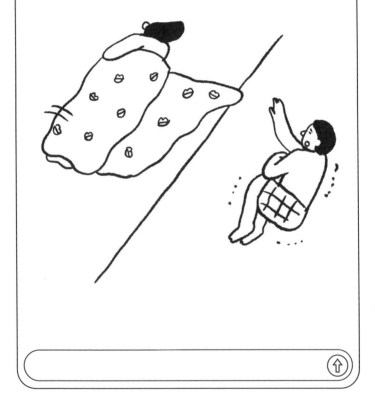

좋아하는 사람에게 싫다고 말하기가
왜 그리 어려운 건가요?

충분히 고민해보지 못한 경우, 종종 '내가 뭘 하고 있는 거지? 내가 왜 좋다고 했을까?'라고 생각하곤 합니다(높은 곳을 무서워하는데 암벽 등반을 간 그날처럼요). 사랑에 빠지면 바보 같은 일을 하기도 하고, 익숙함을 벗어던지기도 하죠. 누군가 여러분을 좋아하길 바라거나 좋은 인상을 남기고 싶을 때, 몸 안에 넘쳐흐르는 모든 아드레날린과 호르몬 때문에 명료하게 생각하기 어려울 수 있어요. 특히 이런 느낌이 흥분과 기쁨으로 가득할 때 말이죠. 다른 사람을 불쾌하게 하고 싶지 않거나, 여러분이 편안하게 느끼는 성적 행위가 어떤 것인지 확신이 없을 때에도 "싫다"고 말하기 어려울 수 있습니다. 그러니 성행위에 대해 "좋다"고 말할 때는, 자신이 어떤 상황에 뛰어드는지 확실히 인지하고 있는지 생각해봐야 합니다. 새로운 성적 위험에 노출되는 동안 스스로를 안전하게 지키는 방법도 반드시 알고 있어야 하고요. 와, 고려할 게 너무 많네요. 새로운 관계에 머리부터 들이밀고 풍덩 빠지기 전에, 당신이 어떤 걸 편안하게 느끼고, 또 그렇지 않은지 생각해보면 자신의 경계선을 지키는 데 도움이 될 겁니다.

싫다고 말했는데
상대방이 화를 내면 어쩌죠?

언제든 "싫어!"라고 말해도 된다는 걸 기억하세요. 그리고 "싫다"고 말했을 때 존중받아 마땅합니다. 물론 당신이 "싫다"고 말했을 때 파트너가 불쾌하거나 상심할 수 있는데, 그것도 괜찮아요. 하지만 만약 당신이 "싫다"고 말했는데 상대방이 화를 내고, 여러분 스스로 안전한 상태가 아니라는 느낌이 들면, 되도록 즉시 상황을 벗어나고 전화를 걸어 도움을 요청하세요(정말로 위험에 처했다는 생각이 들면 112에 바로 전화하세요). 당신이 "싫다"고 했을 때 상심하거나 짜증을 내는 파트너에 대해 이야기할 때, 당신의 경계를 항상 존중받을 자격이 있다는 걸 기억하세요. 만약 파트너가 당신의 요구 사항을 본인의 것만큼 신경 쓴다면, 파트너는 어쩌면 화를 낼 수는 있지만 곧 잊어버리고 당신이 마땅히 누려야 할 존중을 보여줄 것입니다. 자기 자신에게 솔직해지세요. 만약 파트너가 좌절감을 떨쳐버리지 못하고 당신에게 존중과 친절을 보이지 않는다면, 그 관계가 여러분에게 최선인지 다시 한번 생각해봐야 합니다. **어느 쪽이건, 누군가 여러분에게 화를 냈다고 해서 마음을 바꾸지 마세요.**

나체 사진을 보게 되면 어떻게 해야 해요?

에고, 그걸 보게 될 거라고 아마도 예상치 못했겠지요! 어떤 사람들은 우울감을 떨치기 위해 나체 사진을 보내기도 하고요, 또 어떤 사람들은 추파를 던지려고 사진을 보내기도 해요. 무엇이 됐든, 누군가 나체 사진을 받았고 그 사람이 18세 미만이라면 불법입니다. 사진 속 인물이 18세 미만이면, 그것도 불법입니다. 그리고 말이죠, 그 사진을 전달하는 것(절친한 친구에게라도) 역시 불법입니다. 그리고 나이와 상관없이 사진을 찍은 사람, 사진에 찍힌 사람, 사진을 보낸 사람, 사진을 받은 사람 사이에 동의가 없었다면 어떤 경우에도 불법입니다. 나체 사진을 받았을 때 여러분이 할 수 있는 가장 최선의 행동은, 여러분을 안전하게 지키기 위해 믿을 만한 어른에게 즉시 이야기하는 겁니다.

나체 사진을 보내는 걸 '섹스팅'이라고 부르는 경우도 있어요. 하지만 **전송 버튼을 누른 뒤엔 그 사진으로 인해 무슨 일이 벌어질지 여러분이 통제할 수 없다는 걸** 꼭 기억하세요. 무언가를 보내거나 온라인에 포스팅할 때는 누가 그걸 볼지, 그 게시물로 인해 무슨 일이 벌어질지, 그 게시물에 당신이나 또 다른 누군가가 불편하게 느낄 만한 내용이 포함되지는 않았는지 생각해봐야 합니다.

두 사람이 술을 마셨다면,
섹스할 수 없다는 의미인가요?

또렷한 정신을 유지하면 자신이 무엇에 좋다고 동의하는 건지 알 수 있고, 판단이 흐려지는 걸 막을 수 있습니다. 동의와 '자알되열매' 기억하죠(314쪽)? 기쁜 마음으로 성 행위에 동의하려면, 당사자들이 "좋다"고 말하는 대상을 이해할 수 있어야 합니다. 술이나 마약에 취했을 땐 이게 불가능할 수도 있죠. 말할 필요도 없지만, 법에 저촉될 수 있습니다.•

• 옮긴이 주: 한국에서는 만 19세 미만인 청소년에게 술을 판매하는 것이 법으로 금지돼 있다. 오락용 마리화나, 즉 대마초는 연령에 관계없이 불법이다.

남자는 여자를 원해서 이용하나요, 아니면 취해서 이용하나요?

권력, 통제, 불안감 등은 남성뿐만 아니라 사람들이 타인을 이용하거나 타인의 경계를 넘는 이유 중 하나입니다 (사람들이 권력과 통제력을 어떻게 남용하는지에 대한 더 많은 예시를 아래에서 볼 수 있습니다). 어떤 사람들은 술을 마시면 평상시에 하지 않을 일을 하게 된다고 말하죠. **이유가 무엇이든 변명의 여지는 없습니다.** 누군가의 성적인 경계를 넘는 것은 결코 괜찮지 않습니다.

- 격리
- 정서적·경제적·성적 학대
- 어린이 이용
- 위협
- 특권 남용
- 협박

어떻게 하면 어색하지 않게 동의를 구할 수 있을까요?

편하게 동의를 구할 수 있어요(심지어 섹시하죠!). 지금 벌어지고 있는 일에 대해 당신과 파트너 둘 다 괜찮다는 걸 안다면, 훨씬 편안해지고 자신감이 생겨서 둘 다 더 즐길 수 있을 거예요. 동의란 누군가에게 무엇을 하고 싶은지, 또는 지금 벌어지고 있는 일이 괜찮은지 물어보는 것만큼 쉽습니다. 대화가 길 필요는 없지만, 반드시 이루어져야 합니다.

섹시한 제안들

- 00 하러 가고 싶니?
- 내가 만약 너한테 00 하면 기분이 어떨 것 같아?
- 이거 기분 좋아?
- 이거 좋아?
- 너 괜찮아?

합의한 게 아닌 듯한 상황을 목격했어요. 어떻게 돕죠?

멀리서는 누군가 상대방에게 동의를 한 것인지 아닌지 구별하기 어려울 수 있어요. 벗어나려고 하고 불편해 보이거나, 의식 불명이거나, 술에 취했거나, "싫어"라고 말하면서 상대를 밀어내고 있다면, 동의하지 않은 상황일 가능성이 큽니다. 참견하는 것 같아 어색할 수 있지만, 지금 벌어지는 일이 불편하거나 잘못된 상황임을 알고 있다면 당사자를 살펴보고 괜찮은지 확인하는 게 중요합니다. 상황이 안전하지 않으면 가서 도움을 요청하세요. 이를 목격자 개입이라고 부릅니다.

성교육이 끝나면
더 궁금한
성 이야기

목격자 개입을 위한 팁

• 직접적으로 다가가세요. 도움이 필요해 보이는 사람에게 지금 괜찮은지, 도움이 필요한지 물어보세요.

• 무언가를 봤다면 도움을 줄 수 있는 사람을 데려오세요.

• 주의를 산만하게 하거나, 그 상황에 이목이 집중되게 하거나, 그들을 떨어뜨려서 개입하세요.

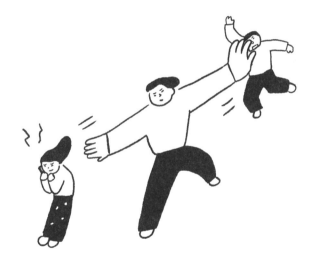

동의에 대해
법률엔 어떻게 나와 있나요?

미국에서는 지역에 따라 동의에 대한 법이 달라요. 어떤 주에는 동의하기 위해 당사자가 몇 살이어야 하고 파트너가 몇 살이어야 하는지에 관한 법률이나 파트너 간 관계에 대한 법률이 있습니다. 성관계를 시작하기 전에 이런 법이 당사자들의 결정에 어떤 영향을 미칠 수 있는지 아는 것이 중요합니다.

아니, 정말이지 미국 내 주마다 법이 완전히 다릅니다. 예를 들어 모든 주에는 성관계 동의 연령이 있지만, 어떤 주에는 미성년자일 때 파트너와의 나이 차이가 얼마 이하여야 하는지에 대한 규칙도 있어요. 반면 어떤 주에서는 특정 연령 이하인 사람들은 파트너가 아무리 나이가 많아도 어떤 성행위에도 동의할 수 없다는 규칙도 있죠.

● 옮긴이 주: 한국에서는 형법상 19세 이상 성인이 16세 미만의 미성년자와 성관계를 하면 무조건 강간죄로 본다(의제강간 연령). 아동복지법에서는 18세 미만인 미성년자와의 성관계를 처벌한다.

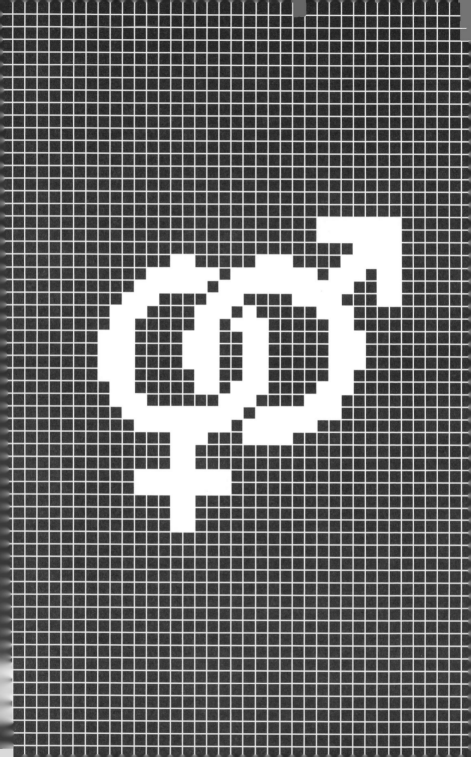

용어 해설
(2018년 9월 28일 미국 플랜드 패런트후드 연합 작성)

ㄱ

가슴 바인딩 Chest binding 가슴을 평평하게 해서 남성성이 더 두드러지게 만들기 위해 가슴 조직을 감싸는 것.

가임력 Fertility 아이를 갖거나 임신을 하게 만드는 능력.

가족계획 Family planning 원하는 시기에 원하는 수의 자녀를 갖기 위해 계획을 세우고 행동을 취하는 것.

간접 성교 Outercourse 질 섹스나 항문섹스를 포함하지 않는 성행위.

강간 Rape 동의 없는 성교.

강압 Coercion 협박이나 감정 조작을 통해 누군가가 하기 싫어하는 일을 하도록 강요하는 것.

건강보험 Health insurance 구성원에게 약물, 의사 진료, 수술 등에 필요한 의료비 지급을 돕는 계획이나 프로그램.

검경 Speculum 의사나 간호사가 질과 포궁경부를 검사할 때 질 벽을 벌리는 데 사용하는 플라스틱이나 금속 기구.

검열 Censorship 어떤 것이 불쾌하거나 위험하다고 여겨져 금지하는 것.

게이 Gay 같은 젠더의 사람에게만 끌리는 사람.

결혼 Marriage 사회적으로, 법적으로 배우자로서 부부간의 결합을 인정하는 것.

경구피임약 Oral contraceptive 먹는 피임약.

경막외마취제 Epidural 출산 중 사용하는 진통제 주사.

고위험임신 High-risk pregnancy 모체나 태아에 합병증이 생기기 쉬운 임신.

고정관념 Stereotype 사람이나 집단에 대해 널리 받아들여지는 판단이나 편견.

고환 Testis 음낭 안에 있는 공처럼 생긴 두 개의 분비샘으로 테스토스테론 등 호르몬을 생성한다. 각 고환은 수백 개의 소엽으로 둘러싸여 있는데, 이 소엽에 정자를 생산하는 작고 실처럼 생긴 세정관이 들어 있다.

골반 염증성 질환 PID(Pelvic Inflammatory Disease) 포궁, 나팔관 및 난소 감염. 불임, 자궁외임신, 만성 통증으로 이어질 수 있다. 임질이나 클라미디아 같은 치료되지 않은 성병에 의해 발생하는 사례도 있다.

구강 헤르페스 Oral herpes 헤르페스 바이러스 제1형 또는 제2형에 의한 입 부위 감염. 흔한 증상은 입안 발진이다.

금욕 Abstinence 누구와도 섹스하지 않는 것.

금욕 Celibacy 섹스를 하지 않는 것.

기둥 Shaft 음핵과 음경의 몸통을 형성하는 기둥 모양의 발기조직과 신경 구조.

꼴리다 Boner 음경이 발기된(단단해진) 상태를 나타내는 속어.

꼴리다 Horny 섹스를 원하거나 성적으로 흥분했다는 뜻의 속어.

ㄴ

나팔관 Fallopian tube 배란 시 난소에서 포궁으로 난자를 운반하는 두 개의 좁은 관.

낙인 Stigma 사회/문화에 의해 강화되는 것으로, 특정 존재나 개념을 대상으로 한 강한 거부/판단.

난관결찰술 Tubal ligation 나팔관을 묶어 가로막는 수술. 영구적 피임법인 불임수술의 한 종류다.

난소 Ovaries 난자를 저장하고 방출하는 두 개의 기관. 난소는 에스트로겐, 프로게스테론, 테스토스테론 같은 호르몬도 생산한다.

난자 Egg 난소에 저장돼 있다가 배란 때 방출되는 생식세포. 정자가 난자에 들어가 세포 덩어리로 자라나 포궁에 착상되면 임신이 시작된다.

남성적 Masculine 어떤 사회에서 소년/남성이 되는 것과 연관되는 외모와 행동의 양식 및 방법.

내부 성 기관 및 생식기관 Internal sex and reproductive organs 생식을 담당하는 신체 내부의 기관. 성적인 자극에 반응하는 내부 생식기관(예: 질)을 성 기관이라고도 부른다.

내재화된 동성애 혐오 Internalized homophobia 동성애자가 되는 것에 대한 두려움 또는 동성애자가 되는 것과 관련해 자기 자신에 대한 부정적인 감정.

내진 Pelvic exam 외음부, 질, 포궁경부, 포궁, 난소를 검사하는 것. 포궁경부 세포진 검사나 HPV 검사도 할 수 있지만, 항상 하는 건 아니다.

노출 전 예방 요법 PrEP(Pre-Exposure Prophylaxis) HIV에 걸릴 위험을 줄이기 위해 매일 먹는 약.

노출 후 예방 요법 PEP(Post-Exposure Prophylaxis) HIV(또는 기타 감염)에 노출된 뒤 감염 확률을 낮춰주는 약물. 노출되고 며칠 안에 사용해야 한다.

누바링 NuvaRing 호르몬 피임이 가능한 링의 브랜드 이름. 누바링은 질 안에 삽입하며, 매달 교체해야 한다.

ㄷ

대음순 Labia majora 외음부 바깥쪽의 가장자리.

대체 피임법 Backup birth control 콘돔이나 금욕같이 호르몬 피임의 효과가 발생하기를 기다리는 동안(또는 실수나 문제가 발생한 이후 다시 호르몬 피임법이 효과가 있을 때까지) 사용하는 모든 피임법. 응급피임약을 대체 피임법으로 보는 사람도 있다.

더 안전한 섹스 Safer sex HIV 등 성적 접촉으로 전파되는 감염의 위험을 줄이는 방법. 어떤 섹스도 성 전파성 감염의 가능성을 완전히 막을 수 없기에, '안전한 섹스(Safe sex)'보다는 정확한 용어라고 할 수 있다.

데이트 강간 Date rape 피해자가 알고 있거나 사귀고 있는 사람으로부터 성적인 접촉을 강요당하는 것. '면식범 강간'이라고도 한다.

덴탈댐 Dental dam 오럴섹스를 할 때 외음부나 항문에 착용해 성병 전파를 막는 얇고 네모난 라텍스 조각.

독성쇼크증후군 Toxic shock syndrome 질 박테리아가 과잉 성장하는 증상. 흔하지 않지만, 매우 위험하다. 구토, 고열, 설사, 햇볕에 탄 형태의 발진 등이 나타난다. 질 안에 탐폰이나 피임 스펀지 같은 물질을 너무 오래 방치했을 때 생길 수 있다.

동거 관계 Domestic partnership 혼인하지 않은 두 사람이 함께 살며 서로 헌신하는 장기적인 관계.

두 영혼 Two-spirit 아메리칸 인디언, 캐나다 원주민, 미국 원주민 문화에서 흔히 볼 수 있는 성정체성의 포괄적인 용어. 남성적인 부분과 여성적인 부분을 모두 가지고 있고, 그 문화 내에서 제3의 젠더로 여겨지는 사람들을 가리킨다.

드랙 Drag 즐거움을 위해 과장된 크로스 드레싱●

디포-프로베라 Depo-Provera 피임 주사의 브랜드 이름. 피임을 위해 3개월마다 엉덩이나 팔에 놓는 호르몬 주사다.

ㄹ

레즈비언 Lesbian 성적 또는 로맨틱하게 다른 여성에게 끌리는 여성.

로맨틱한 끌림 Romantic attraction 다른 사람과의 친밀한(그러나 반드시 성적인 것은 아닌) 관계에 대한 욕망.

ㅁ

매독 Syphilis 항생제로 쉽게 치료되지만 방치하면 영구적인 피해를 줄 수

● 옮긴이 주: Cross dressing, 특정 사회에서 일반적으로 반대 성별이 입는 것으로 인식되는 옷을 입는 행위.

있는 세균성 성병.

멀티 오르가슴 Multiple orgasm 한 번의 성적 경험 안에서 여러 번 오르가슴을 느끼는 것.

면식범 강간 Acquaintance rape 피해자가 아는 사람에 의한 성폭행.

면역체계 Immune system 감염과 질병을 막는 신체의 자연적인 보호막.

모닝 애프터 필/응급피임약 Morning-after pill 피임 없이 질 삽입섹스를 한 뒤 120시간(5일) 이내에 사용할 수 있는 응급피임법으로, 임신 가능성을 낮춰준다.

모유 수유 Breast feeding 유방을 통해 아기에게 젖을 먹이는 것. 제대로 할 경우 출산 6개월까지 피임법이 될 수도 있다.

몸 이미지 Body image 자신의 몸과 외모에 대해 가지고 있는 태도와 감정.

수면 중 사정 Nocturnal emission 자는 동안 사정하는 것으로, 사춘기에 가장 많이 발생한다.

무(無)성 Agender 어떤 젠더로도 정체화하지 않음.

무증상 Asymptomatic 아무런 징후나 증상이 없는 것. 많은 성병이 초기 단계에 증상이 없다.

미소지니 Misogyny 여성을 싫어하거나 경멸하거나 증오하는 것. ●

● 옮긴이 주: 한국에서는 흔히 '여성혐오'라고 번역한다. 여성을 대상화하거나 동등한 인격체로 대하지 않는 등 보다 광범위한 행동을 일컫는 용어다.

바이브레이터 Vibrator 성적 쾌락을 위해 신체 일부에 진동을 가하는 전동식 섹스 토이.

바이젠더 Bigender 젠더가 둘인 것. 예를 들어 남성과 여성의 정체성을 둘 다 갖고 있음.

발기 Erection 음경에 혈액이 가득 차서 단단해진 상태.

발기조직 Erectile tissue 혈액이 차면 단단해지는 음핵/음경의 스펀지 조직.

방광 Bladder 소변을 모아 저장하는 기관. 요도를 통해 방광이 비워진다.

배란 Ovulation 난소가 난자를 방출하는 것.

배아 Embryo 임신 첫 2개월 동안 전배아●로부터 발달하는 유기체. 이 과정은 약 5주 동안 지속된다. 이후 배아는 태아로 발달한다.

범성애 Pansexual 모든 젠더에 대해 성적으로나 로맨틱하게 끌리는 것.

법정 강간 Statutory rape 법적으로 동의 연령 이하인 사람과 성인 간의 성적 접촉. 접촉이 자발적이었는지 여부는 관계없다.

복합경구피임약 Combined oral contraceptive 에스트로겐과 프로게스틴 두 가지 호르몬을 함유한, 먹는 피임약.

복합피임약 Combination pill 에스트로겐과 프로게스틴 두 가지 호르몬을 함유한 피임약.

복합호르몬피임제 Combined hormone contraceptives 에스트로겐과 프로게스틴 두 가지 호르몬을 함유한 알약, 패치, 링 등의 피임 도구.

● 옮긴이 주: 수정 후 14일이 지나지 않아 향후 척추가 될 원시선이 생기지 않은 배아.

부고환 Epididymis 고환과 정관 사이에 있는 주머니. 정자가 이곳에 저장돼 있다가 사정된다. 고환 위쪽과 뒤쪽에 단단히 붙어 있다.

부모의 동의 Parental consent 미성년자(18세 미만)가 무언가를 할 수 있도록 부모 중 한 명 또는 두 명이 허락을 해주는 요건. 미국 내 많은 주에서는 미성년자가 임신중절 시술을 받을 때 의무적으로 부모의 동의를 요구하는 법률을 시행하고 있다. 대부분의 주에서는 피임이나 성병 검사에 대해서는 부모의 동의를 요구하지 않는다.

분만 Labor 포궁수축부터 포궁경부 팽창, 태아 출산, 마지막으로 태반 배출에 이르기까지 출산의 모든 과정.

불임 Infertility 임신할 수 없거나 임신을 하게 만들 수 없는 상태.

불임수술 Sterilization 여성의 나팔관이나 남성의 정관을 영구적으로 막는 피임 수술 방법.

블루 볼 Blue balls 성적으로 매우 흥분한 뒤 사정하지 않아 발생하는 음경/고환의 불편한(위험하지는 않은) 상태를 나타내는 은어.

비관행적 젠더 또는 논바이너리 Gender nonconforming or non-binary 한 사람의 젠더 표현이 전통적인 남성 또는 여성 범주(이를 젠더 이분법이라고 함)에 맞지 않는 경우. 남성과 여성 둘 다로 느끼는 경우, 남성과 여성 그 어느 쪽으로도 느끼지 못하는 경우, 그 외 모든 젠더가 포함될 수 있다. 트랜스젠더가 되는 것과는 다르며, 누군가가 스스로를 비관행적 젠더 또는 논바이너리로 정체화한 경우에만 이 용어를 사용해야 한다.

B형 간염 바이러스 HBV(Hepatitis B Virus) 성적으로 전염될 수 있는 바이러스성 감염. 위험한 간 질환으로 이어지는 경우도 있다.

사랑 Love 다른 사람을 아끼는 강렬한 마음. 여러 가지 형태가 있다. 연애 관계인 파트너, 가까운 친구, 부모와 자식, 반려동물, 자연, 종교/영혼에 대한 사랑이 있을 수 있다.

사면발니 Pubicvlice 성적으로 전파될 수 있는 작은 곤충. 음모 안에 살며 생식기에 심한 가려움증을 유발한다.

사이버섹스 Cybersex 온라인에서 비디오카메라, 이메일, 메신저 앱 등을 사용해 이루어지는 성적 만남.

사이버스토킹 Cyberstalking 위협적인 방법으로 누군가의 온라인상 존재와 소통을 찾아내고 추적하는 것.

사정 Ejaculation 음경의 귀두에 있는 요도 구멍을 통해 정액이 분출되는 것.

사춘기 Puberty 신체적·성적으로 성숙하는, 유년기와 성인기 사이의 기간. 유방이 발달하고 월경이 시작되며 음모가 자라고 사정을 시작하게 되면서 사춘기가 두드러진다.

산도 Birth canal 포궁에서 포궁경부를 거쳐 질까지 이어지는, 아기가 태어나는 통로.

산부인과 의사 Gynecologist 외음부, 질, 포궁, 난소, 유방 등의 건강관리를 전문으로 하는 의사.

산후 Postpartum 출산 후.

상호 자위 Mutual masturbation 사람들이 동의 하에 서로의 앞에서 자위하는 것.

생식기관 Reproductive organs 나팔관, 난소, 포궁, 질, 음경, 고환 등 생식 관련 기관.

생식세포 Reproductive cell 난자와 정자 등 결합해서 생식을 가능하게 하는 독특한 세포들.

생식 주기 Fertility cycle 월경주기를 일컫는 또 다른 용어. 월별 배란 패턴, 포궁내막 탈락(월경), 그리고 다음 배란을 위한 신체의 준비 과정.

생식기 Genitals 외음부, 음경, 음낭 등 외부 성 기관과 생식기관.

생식기 헤르페스 Genital herpes 항문, 포궁경부, 음경, 질, 외음부에 흔히 생기는 성병. 수포성 염증이 가장 흔한 증상이지만, 보통은 증상이 거의 없다. 바이러스라 완치제는 없고, 관리만 가능하다.

생식기 혹 Genital warts 몇몇 종류의 HPV에 의해 음경/외음부 근처 피부가 부풀어 오르는 증상. 보통 통증은 없지만 가려울 수 있다.

성 건강 Sexual health 삶을 풍요롭게 하는 자유롭고 책임감 있는 성적 표현을 포함해 자신의 섹슈얼리티에 관한 정서적, 신체적, 사회적 안녕을 누리는 것(성 건강은 성기능 장애나 질병이 없는 상태만 뜻하는 게 아니다).

성 전파성 감염 STI(Sexually Transmitted Infection) 질, 항문, 오럴섹스 또는 성적인 피부 접촉을 통해 사람 간에 옮겨지는 감염. 흔히 성병이라고 부른다.

성 전파성 질병 STD(Sexually Transmitted Disease) 질, 항문, 오럴섹스 또는 성적인 피부 접촉을 통해 사람 간에 옮겨지는 감염. 더 정확히는 성 전파성 감염이라고 한다.

성관계 동의 연령 Age of consent 법률에서 누군가가 타인과 섹스를 하기로 결정할 능력이 충분하다고 보는 연령.

성교 Intercourse 음경을 질에 넣거나(질 성교) 항문에 넣는(항문 성교) 성적인 행위.

성교 Sexual intercourse 보통 음경이 질 안으로 들어가는 섹스를 의미. 음경을 항문에 넣는 성교도 포함된다.

성별 Sex 출생 시 여성, 남성 또는 간성으로 지정하는 것.

성별 지정 Sex assignment 여성, 남성, 간성 등 생물학적 성별을 지정하는 것으로 보통 아이가 태어났을 때 의사가 정한다. 출생증명서에 표기된다.

성세포 Sex cell 난자, 정자 등 생식세포.

성욕 Libido 성적인 욕구의 느낌.

성적 선호 Sexual preference 성적으로 좋아하는 사람, 활동 등.

성적 정체성 Sexual identity 자신의 성별, 성정체성, 성적지향, 성적 표현/선호에 대한 이해.

성적 학대 Sexual abuse 해롭고 착취적이거나 합의되지 않은 성행위.

성적 흥분 Sexual arousal 에로틱한 흥분.

성적지향 Sexual orientation 어떤 젠더(들)에게 로맨틱하게/성적으로 끌리는지를 뜻하는 정체성. 성적지향은 종류가 다양하다. 가장 흔한 성적지향으로는 레즈비언, 게이, 이성애, 양성애가 있다.

성전환 Transition 스스로가 느끼는 젠더가 되기 위해 변화하는 과정. 전환 과정은 사람마다 다르다. 가족에게 커밍아웃 하기, 자신의 젠더를 묘사하는 대명사와 단어 바꾸기, 옷 다르게 입기, 이름 바꾸기, 성전환과 관련한 건강관리 시작하기 등이 포함될 수 있다.

성전환 수술 Gender affirming surgery 성정체성에 맞추기 위해 성기 또는 2차 성징을 수술하는 것.

성정체성 Gender identity 개인의 젠더에 대한 본인의 내적 감정과 외적 표현.

성차별 Sexism 여성에 대한 체계적이고 개별적인 차별.

성폭행 Sexual assault 신체적, 심리적인 힘이나 강압을 이용해 타인을 성행위에 참여시키는 것.

성희롱 Sexual harassment 타인이 원치 않는 성적 접근. 선정적인 몸짓, 언어,

접촉이 포함된다.

세균성 질염 BV(Bacterial Vaginosis) 질 박테리아의 균형이 깨지면서 생기는 외음부/질의 염증. 성병이 아니다. 질 세척을 하거나 새로운 파트너와 섹스를 했을 때 세균성 질염에 걸릴 수 있다.

섹슈얼리티 Sexuality 성별, 성정체성, 성적지향, 성적 선호, 그리고 이러한 것들이 감정적, 육체적, 사회적, 정신적 삶과 상호작용하는 방식. 섹슈얼리티는 각자의 가족 그리고 공동체의 사회적 규범에 의해 형성된다.

섹스 Sex 파트너와 함께하는 성적인 행위. 질 성교, 항문 성교, 손을 사용하는 성교, 또는 입으로 생식기를 자극하는 행위 등.

섹스팅 Sexting 성적인 문자메시지나 이미지를 전송하는 것.

소음순 Labia minora 외음부 안쪽의 가장자리.

수면 중 오르가슴 Nocturnal orgasm 잠자는 동안 성적인 클라이맥스에 다다르는 것.

수정 Fertilization 난자와 정자의 결합.

수정란 Zygote 난자와 정자가 결합(수정)해 생기는 단세포 유기체.

수축 Contraction 출산 중 나타났다 사라졌다 하는 포궁의 조임 현상으로, 심한 경련을 일으킨다.

수태 Conception 임신의 시작. 전배아(pre-embryo)가 포궁 내벽에 붙는 순간 임신이 시작된다.

순결 Virginity 섹스를 해본 적이 없는 경우를 뜻하는 말. 사람마다 이 용어의 뜻을 다르게 생각할 수 있다. 예를 들어, 보통 질 삽입섹스를 할 때 '순결을 잃는다'고 생각한다. 오럴섹스나 항문섹스 같은 다른 종류의 성행위를 해도 순결을 잃는다고 여기는 사람들도 있다.

스토킹 Stalking 동의 없이 직접 또는 온라인으로 누군가를 찾아내거나 추적하는 것.

스트레이트/이성애 Straight 다른 젠더의 사람들에게 끌리는 것. 헤테로섹
슈얼.

시스남성 Cis man 시스젠더 남자의 줄임말. 출생 시에 부여된 젠더와 자신
이 느끼는 젠더 정체성이 일치하는 남자로, 이 경우를 흔히 남성이라고
부른다. 트랜스젠더가 아닌 남자다.

시스여성 Cis woman 시스젠더 여자의 줄임말. 출생 시에 부여된 젠더와 자
신이 느끼는 젠더 정체성이 일치하는 여자로, 이 경우를 흔히 여성이라고
부른다. 트랜스젠더가 아닌 여자다.

시스젠더 Cisgender 출생 시에 부여된 젠더와 자신이 느끼는 젠더 정체성이
일치하는 것. 예를 들어, 외음부를 가지고 태어난 아기는 여자아이로 분
류된다. 그리고 평생 동안 본인 스스로도 여자아이/여성으로 느낀다면
시스젠더로 간주된다. 다른 말로, 시스젠더는 트랜스젠더가 아닌 사람
을 뜻한다.

싸다 Cum 오르가슴을 느낄 때 음경에서 정자를 함유한 액체가 나오는 현
상인 '사정하다'의 속어. '오르가슴에 다다르는 것'을 뜻하기도 한다.

ㅇ

아동 성착취물 Child pornography 성적 자극을 주기 위해 고안된 아이들의
이미지. 아동 성착취물을 만들고, 유통하고, 소비하는 것은 심각한 범
죄다.

아웃(커밍아웃) Out '벽장에서 나오다'의 줄임말. 성적지향이나 성정체성

을 공개하는 것.

아웃팅 Outing 다른 사람의 성적지향이나 성정체성을 밝히는 것. 당사자는 공개한 적이 없거나, 공개를 원하지 않았을 수 있다.

아침 텐트 Morning wood 아침에 일어날 때 음경이 발기되는 걸 뜻하는 속어. 음경이 있는 사람들은 잠자는 하룻밤 새 여러 번 발기할 수 있다. 아침에 깨어났을 때 발기돼 있는 경우가 매우 흔하다. '야간 음경 발기'라고도 한다.

LGBTQ+ 레즈비언, 게이, 양성애자, 트랜스젠더, 퀘스처닝(또는 '퀴어')을 의미한다.

애무 Heavy petting 성적인 방법으로 파트너의 생식기를 만지는 것.

앤드로지너스 Androgynous 전통적인 남성과 여성의 신체적 특징을 모두 갖고 있거나 둘 다 없거나 혹은 둘 사이에 있는 것으로 보이는 경우.

앨라이, 연대자 Ally 누군가와 같은 편인 사람. 억압받는 집단의 일원이 아닌데 억압이나 차별에 반대하는 입장을 취하는 사람을 일컫는다. 예를 들어 인종차별에 반대하는 목소리를 내는 백인이나, 동성애 혐오에 반대하는 의견을 표명하는 이성애자를 가리킨다.

약물을 이용한 임신중절 Medication abortion/Medical abortion 약물을 사용해서 임신을 종결하는 것.

양성애 Bisexual 남녀 모두에게 성적 매력을 느끼는 것. 논바이너리를 포함한 모든 젠더의 사람들에게 성적 매력을 느끼는 사람을 일컫기도 한다.

에로틱 Erotic 성적인 자극.

에스트로겐 Estrogen 난소에서 만들어지는 호르몬의 하나로, 신장 위에 있는 부신과 지방 조직에서도 소량 생성된다. 에스트로겐은 사춘기, 월경 주기, 임신에 영향을 미친다. 많은 사람이 완경 이후, 또는 트랜스젠더 치료의 일환으로 에스트로겐을 추가로 복용한다.

에이스 Ace 무성애의 줄임말로, 그 누구에게도 성적인 매력을 느끼지 못하는 성적지향 또는 정체성의 스펙트럼을 의미한다.

여성 콘돔 Female condom 임신이나 성병 예방을 위해 질이나 항문 안에 넣는 폴리우레탄 주머니. 여성 콘돔은 내부 콘돔, 또는 브랜드명인 FC2 여성 콘돔이라고 부르기도 한다.

여자 사정 Squirting 외음부를 가진 사람들의 사정. 이 액체는 스킨샘에서 나오는데, 요도구 부근 외음부에 위치한다. 여성 10명 중 1명꼴로 여자 사정을 경험한다.

열병 Infatuation 다른 사람에 대한 강렬하지만 대개 짧게 지나가는 감정적, 성적 끌림.

오럴섹스 Oral sex 입과 생식기가 관련되는 섹스. 커닐링구스●, 애닐링구스★, 펠라티오◆ 등이 포함된다.

오르가슴 Orgasm 성적 흥분이 절정에 다다르는 것. 성적으로 흥분한 동안 긴장했던 모든 근육이 이완되면서 대개 매우 즐거운 쾌락을 유발한다.

온전한 음경 Intact penis 포경수술을 받지 않아 포피가 남아있는 음경.

완경 Menopause 호르몬 변화로 월경이 멈추는 것. 보통 45~55세 사이에 찾아오는데, 어떤 의학적 조건 탓에 더 일찍 완경되는 경우도 있다.

완선 Jock itch 음낭, 음경, 사타구니 부위에 생기는 매우 흔한 곰팡이 피부

● 입술이나 혀로 여성의 성기를 애무하는 것.

★ 입술이나 혀로 항문을 애무하는 것.

◆ 입술이나 혀로 남성의 음경을 애무하는 것.

감염. 꽉 끼는 옷을 입거나 땀을 많이 흘리거나 목욕 후 생식기를 완전히 말리지 않았을 때 발생할 수 있다. 피부에 각질이 일어나는 붉은 반점이 생기는데, 염증이 생기고 가려우며 아플 수 있다.

외부 성 기관 및 생식기관 External sex and Reproductive organs 눈으로 볼 수 있는 성 기관과 구조. 외음부, 음경, 음낭 등이 이에 속한다.

외음부 Vulva 음핵, 음순(대음순과 소음순), 질(질구), 요도구, 큰질어귀샘 2개를 포함하는 외부 성 기관.

요도 Urethra 방광을 비우고 요도구(소변이 나오는 구멍)까지 소변을 운반하는 관. 음경이 있는 사람일 경우 요도를 통해 쿠퍼액과 사정액도 배출된다.

요로감염증 UTI(Urinary Tract Infection) 방광, 요관, 요도의 세균 감염. 성적으로 전염되지 않는다. 가장 흔한 증상은 소변이 급하게 마렵고 소변을 누는 동안 통증이 느껴지는 것이다. 항생제로 치료할 수 있다.

욕구 단계 Desire phase 성 반응 주기의 첫 번째 단계.

욕정 Lust 누군가에 대한 성욕.

월경 Period 매달 포궁과 질 밖으로 혈액과 조직이 흘러나오는 것.

월경대 Sanitary pad 면이나 유사한 섬유로 만들어진 재사용 또는 일회용 안감으로, 외음부에 착용해서 월경혈을 흡수한다.

월경주기 Menstrual cycle 월경 첫날부터 다음 월경 첫날까지의 기간. 한 주기 동안 포궁내막이 두꺼워지고 난소에서 난자가 배출되며, 그 뒤 포궁내막이 헐려 나온다.

월경컵 Menstrual cups 월경혈을 모으기 위해 질에 착용하는 라텍스나 실리콘 재질의 용기.

월경혈 Menstrual flow 월경주기가 시작될 때 포궁에서 질로 빠져나오는 혈액과 분비물.

유방 Breast 가슴에 있는 두 개의 분비샘. 성적으로 민감하고 성 욕구를 불러일으킬 수 있어 성 기관으로 본다. 다른 포유류의 유선과 마찬가지로 임신 중, 출산 후에 모유를 생산한다.

유방 촬영 검사 Mammogram 암을 지각하기 전에 유방 X선을 찍어 암을 찾아내는 검진법.

유방절제술 Mastectomy 유방을 외과적으로 제거하는 것.

유산 Miscarriage 임신 20주 전에 배아나 태아가 사망하는 것.

유전자 Genes 한 개인의 독특한 정보이자 생물학적 가족의 특징을 포함하는 세포의 정보 부위. 눈 색깔부터 키, 신체 형태, 성격까지 모든 것이 포함된다.

윤활제 Lube/Lubricant 섹스를 할 때 마찰을 줄이고 더 잘 미끄러지게 하기 위해 사용하는 수성, 실리콘 베이스, 또는 오일 제품.

음경 Penis 해면조직으로 만들어진 생식 및 성 기관. 성적으로 흥분하게 되면 해면조직이 혈액으로 가득 차는데, 이를 발기(단단해지는 것)라고 부른다. 소변과 정액이 음경을 통해 배출된다.

음낭 Scrotum 두 개로 이뤄진 피부 주머니로, 고환에 고정돼 있다.

음모 Pubic hair 성 기관 주변에서 자라는 털. 음모는 사춘기에 나타나는 2차 성징이다.

음순 Labia 외음부 가장자리.

음핵 Clitoris 알려진 목적이 오직 성적 쾌락인 성 기관. 성적으로 흥분하면 음핵에 혈액이 몰리면서 부풀어 오른다. 외음부의 위/앞쪽, 요도(소변이 나오는 구멍) 바로 옆에서 음핵 외부를 관찰할 수 있다. 이보다 훨씬 큰 음핵 내부에는 질의 양 옆에서 시작돼 치골까지 연결되는 12.7cm가량의 기둥과 두 개의 뿌리 조직이 있다.

음핵/귀두 Glans 음핵이나 음경의 부드럽고 민감한 끝 부분. 음경의 '머리'라고도 부른다.

음핵 포피 Clitoral hood 음핵을 덮어 보호하는, 내부 음순으로 이뤄진 작은 피부 덮개.

응급피임법 Emergency contraception 피임 없이 이뤄진 섹스 이후 임신을 막는 안전하고 효과적인 방법. 호르몬이 함유된 응급피임약과 구리로 만들어진 자궁내피임기구(IUD) 등 두 가지 방법이 있다.

이성애 규범성 Heteronormativity 다름을 말하기 전까지는 모든 사람이 이성애자라고 가정하는 문화.

이성애주의 Heterosexism 이성애가 다른 성적지향보다 낫다고 생각하는 믿음.

이중 잣대 Double standard 사회 내의 어떤 집단이 다른 집단보다 더 많은 특권을 가질 수 있도록 허용하는 불평등한 기대, 도덕적 기준 또는 규칙. 예를 들어 성적 이중 잣대는 대개 남성보다 여성에게 더 많은 제한을 가한다.

2차 성징 Secondary sex characteristics 호르몬에 의해 생기는 신체적 특징. 사춘기 동안 발달하거나 호르몬 대체 요법(HRT)으로 인해 나타날 수 있다. 질을 가진 사람들은 유방이 발달하고 엉덩이가 커진다. 음경을 가진 사람들은 얼굴에 털이 자라나고 목소리가 두터워진다. 또 어떤 사람이든 음모와 겨드랑이 털이 발달한다.

인간면역결핍바이러스(HIV) 면역체계를 무너뜨리는 만성 바이러스. 치료하지 않으면 에이즈로 이어질 수 있다.

인간유두종바이러스(HPV) 가장 흔한 성병. 어떤 종류의 HPV는 생식기 혹의 원인이다. 다른 종류는 항문, 포궁경부, 음경, 목, 외음부에 암을 유발할 수 있다. 대부분의 경우 HPV는 무해하고 저절로 없어진다.

인공수정 Insemination 임신을 위해 질, 포궁, 나팔관에 정자를 주입하는 것.

인터섹스/간성 Intersex 생식기관이나 성 기관의 해부학적 구조가 여성과 남성의 일반적인 정의와 일치하지 않는 다양한 상태로 태어나는 경우를 일컫는 일반적인 용어. 외부 성기가 명백히 남성이나 여성이 아닌 경우, 태어날 때 수술을 통해 여성이나 남성으로 젠더를 부여하기도 한다. 인터섹스인 아기들은 항상 한쪽의 법적 젠더를 지정받지만, 커가면서 스스로가 느끼는 젠더와 어린 시절 부여받은 젠더가 일치하지 않는 경우도 있다.

일반 실패율 Typical use 사람들이 피임법을 항상 일관성 있고 정확하게 사용하지 않는다는 사실을 고려한, 인구 내 특정 피임법의 효과 측정법. 실제 현황을 보기 때문에 얼마나 많은 사람이 이 방법을 쓰면서 피임에 실패하는지 알 수 있는 더 정확한 방법이다.

일반의약품 Over-the-counter 간호사나 의사의 처방 없이도 살 수 있는 약.

일부일처제/모노가미 Monogamy 두 사람이 서로 외의 다른 사람과는 섹스를 하지 않기로 하는 것.

임상 간호사 Nurse practitioner 의사들도 수행하는 다양한 의료 서비스를 포함해 일차적인 건강관리를 제공하도록 훈련받은 등록된 간호사.

임상 의사 Clinician 의사, 간호사, 임상 간호사, 의사 보조 인력 등 자격을 갖춘 의료 전문가. '전문 의료인'이라고도 한다.

임신 Pregnancy 포궁 안에 발달 중인 태아를 품고 있는 경우. 전배아 착상으로 시작되며, 유산이나 임신중절로 종결하지 않는 한 배아와 태아 단계를 거쳐 출생까지 진행된다. 착상부터 출생까지 약 40주 동안 지속된다.

임신중절 Abortion 임신을 중단하는 것.

임신중절수술 In-clinic abortion 의료 센터, 의사 진료실, 병원에서 임신을 종결하는 시술.

임신중절약 Abortion pill 안전하게 임신을 종결하기 위해 사용하는 약물. 미페프리스톤과 미소프로스톨 두 가지 약물을 사용할 수 있다.

임질 Gonorrhea 치료하기 쉬운 세균성 성병인데, 방치하면 불임, 관절염, 심장 질환으로 이어질 수 있다. 증상이 없는 경우가 많다.

임플란트 Implant 성냥개비 정도의 작은 막대기로, 최대 4년간 임신을 예방한다. 의사나 간호사가 위 팔뚝의 피부 밑에 삽입한다. 프로게스틴 호르몬을 분비해서 임신을 막는다.

입덧(구토증) Morning sickness 임신 초기 3개월 동안 발생하는 메스꺼움과 구토.

ㅈ

자궁경부 Cervix 포궁(자궁) 아래 좁은 부분. 포궁과 질 사이에 작은 구멍이 있다.

자궁경부 점액 Cervical mucus 포궁과 질 사이의 장벽에서 나오는 분비물. 포궁경부 점액의 양과 형태는 월경주기에 걸쳐, 특히 배란 시기에 따라 변한다. 자연스럽게 정자가 이동하는 것을 돕거나, 호르몬 피임법을 사용할 경우엔 정자가 이동하는 것을 막는다.

자궁경부암 세포진 검사 Pap smear/Pap test 포궁경부에 비정상적인 조직이나 암 발병 이전의 조직, 또는 암 조직이 있는지 확인하기 위해 시행하는 검사.

자궁내막증 Endometriosis 포궁내막 조직(포궁의 경계를 이루는 조직)이 포궁 바깥에서 자라는 질환으로, 특히 월경 전이나 월경 중에 통증을 유발한다.

자궁내피임기구 IUD(Intrauterine Device) 임신을 예방하기 위해 포궁에 넣는 작은 장치. 안전하고 장기적으로 효과가 있고 되돌릴 수 있으며, 가장 효과적인 피임법 중 하나다. IUD 장치 중 하나인 '파라가드'는 임신을 막기 위해 구리를 사용한다. 다른 종류는 임신을 예방하기 위해 호르몬을 사용한다.

자궁외임신 Ectopic pregnancy 수정된 난자가 포궁 바깥 나팔관 등에 착상해서 생명을 위협하는 임신.

자궁절제술 Hysterectomy 포궁을 제거하는 수술.

자위 Masturbation 성적 쾌락을 위해 자신의 신체나 생식기를 만지는 것.

자존감 Self-esteem 스스로 자신의 가치를 느끼는 것.

장벽 피임법 Barrier methods of birth control 정자가 포궁경부(질과 포궁 사이의 벽)를 통과하지 못하게 막는 피임법. 콘돔, 여성 콘돔, 피임용 격막, 포궁경부 캡, 살정제, 피임 스펀지 등이 있다.

전립샘 Prostate 정자 운반 액체를 생산하는 분비샘. 전립샘은 촉감에 매우 민감해서 많은 사람이 전립샘을 자극해 성적 쾌락을 얻는다.

전문 의료인 Health care provider 면허를 가진 의사, 간호사, 임상 간호사, 조산사, 의사 보조 인력 등.

전희 Foreplay 섹스 전에 하는 키스, 비비기, 쓰다듬기, 만지기 같은 행위. 성적 흥분과 쾌락을 연장하거나 증가시킬 수 있다.

점상질출혈 Spotting 월경 중이 아닌데 발생하는 가벼운 출혈.

정관 Vas deferens 사정하는 동안 각 부고환에서 정낭으로 정자를 운반하는 길고 좁은 관. 정관절제술을 할 때 잘라내는 관으로, 정자가 몸에서 나가는 것을 막는다.

정관절제술 Vasectomy 영구적인 피임을 위해 정관을 수술로 막는 것.

정낭 Seminal vesicle 방광 아래에 위치하며 요도에 연결된 두 개의 작은 기관 중 하나로, 정액을 생산한다.

정액 Semen 오르가슴에 다다랐을 때 음경에서 사정되는 정자를 함유한 액체. 정액은 정낭에서 나온 액체와 전립샘에서 나온 액체, 고환에서 나온 정자로 구성돼 있다.

정액 Seminal fluid 정자가 움직이도록 영양을 공급하고 도와주는 액체. 정낭에서 만들어진다.

정자 Sperm 난자와 결합해 임신이 되는 생식세포. 고환에서 만들어진다.

젖꼭지 Nipple 젠더에 관계없이 각 가슴 유륜 중심부에 있는 어두운 색깔의 조직. 젖꼭지는 촉각 자극을 받거나 추위에 노출되면 꼿꼿이 설 수 있다. 모유 수유를 하는 경우 젖꼭지에서 모유가 나온다.

제1삼분기 First trimester 임신 첫 3개월.

제2삼분기 Second trimester 임신기의 두 번째 3개월.

제3분기 Third trimester 임신 마지막 3개월.

제왕절개 C-section 의사가 수술을 통해 포궁에서 아기를 꺼내 출산시키는 것.

젠더 Gender 남성과 여성의 사회적, 법적 지위. 행동과 특성에 대한 사회의 기대를 뜻한다. 개별 문화권에는 남성과 여성의 행동 방식에 대한 기준이 있다.

젠더 고정관념 Gender stereotype 소년/남자 또는 소녀/여자가 해야 하는 행동이라고 여기는 지나친 기대.

젠더 규범 Gender norms 적절한 여성적(페미닌)/남성적 행동으로 여겨지는 사회적 기준.

젠더 역할 Gender roles　적절한 여성적(페미닌)/남성적 행동으로 여겨지는 사회적 기준.

젠더 유동성 Gender fluidity　시간이 지남에 따라 또는 하루 만에도 젠더 표현과 정체성이 바뀔 수 있다고 보는 개념. 젠더 플루이드인 사람은 어떤 날에는 남성으로, 어떤 날에는 여성으로, 혹은 남성과 여성 둘 다로 느낄 수 있다. 젠더 플루이드인 사람은 스스로를 젠더퀴어로 규정하기도 한다.

젠더 이분법 Gender binary　젠더에는 상호 배타적이고 서로 다른 두 가지 범주(남성과 여성)만 존재한다는 개념.

젠더 지정 Gender assignment　한 사람이 출생할 때 의학적, 법적으로 성별을 부여하는 것.

젠더퀴어 Genderqueer　남자나 여자로 식별되지 않거나, 정체성이 남성과 여성의 전통적인 젠더 이분법 밖에 있는 사람을 일컫는 말. 젠더퀴어, 비관행적 젠더, 논바이너리를 번갈아 쓰는 사람도 있고, 아닌 사람도 있다. 젠더퀴어에는 정치적인 역사가 있어서, 많은 사람이 어떤 식으로든 자신의 젠더를 표준적이지 않은 것으로 구별하기 위해 이 용어를 사용한다. 예를 들어 시스젠더 여성이면서 동시에 젠더퀴어로 여겨질 수 있다.

지 Xe(xe, xem, xyr, xyrs, xemself)　'그(he)', '그녀(she)', '그들(they)'을 대신해 자기 자신을 표현하는 성중립 대명사(또는 대명사 집합).

지 Ze (ze, zir, zirs, zirself)　'그(he)', '그녀(she)', '그들(they)'을 대신해 자기 자신을 표현하는 성중립 대명사(또는 대명사 집합).

지스팟 G-spot　접촉에 대한 민감도가 높은 질 내부 부위로, 질 위쪽 벽을 따라 위치해 있다. 지스팟 자극을 통해 강렬한 성적 흥분과 오르가슴을 느끼는 사람도 있다.

질 Vagina　외음부와 포궁경부를 연결하는 신축성 있는 통로. 월경혈이 몸 밖으로 나오고 출산 시 아기가 몸 밖으로 나오는 통로이며, 또한 성적으로는 음경, 손가락, 섹스 토이 등을 넣는 곳이다. 월경 중에는 탐폰이나 월경컵을 착용하는 곳이다.

질 세정제 Douche 질로 들어가는 물, 약물 또는 클렌저 스프레이.

질 섹스 Vaginal sex 음경이 질로 들어가는 섹스. '질 삽입 성교' 또는 '음경-질 섹스'라고도 한다.

질주름 Hymen 질로 통하는 구멍의 일부를 가로질러 뻗어 있는, 얇고 살집이 많은 조직.

질외사정 Pulling out/Pull-out method 임신을 피하기 위해 사정하기 전 음경을 질 밖으로 빼내는 것.

질외사정 Withdrawal 임신을 피하기 위해 사정 전에 음경을 질 밖으로 빼내는 것.

질투 Jealousy 파트너나 강렬하게 사랑하는 사람의 관심, 사랑, 헌신에 대한 불안감. 파트너가 다른 사람을 좋아할까 봐 두려워하는 감정.

ㅊ

착상 Implantation 전배아가 포궁내막에 자리 잡는 것. 이때부터 임신이 시작된다. 보통 수정(난자와 정자가 만나는 것) 후 6일째부터 시작해 완전히 착상하는 데 3~4일이 걸린다.

청소년기 Adolescence 사춘기 시작부터 초기 성인기까지, 신체적으로나 정신적으로 변화하는 시기.

체외수정 IVF(In Vitro Fertilization) 임신을 위해 체외(일반적으로 실험실)에서 수

정시키는 모든 보조 생식 기술.

초음파 Ultrasound 내부 장기에 음파를 반사시켜 내부 이미지를 만들어내는 의학 검사법. 임신을 발견하거나 검사하는 데 자주 사용되지만, 다양한 의학적 용도로도 쓸 수 있다.

최저 실패율 Perfect use 항상 정확한 방법으로 피임했을 경우 피임 실패율을 일컫는 말. '일반 실패율' 항목 참조.

출산율 Fertility rate 가임기(15~44세) 여성 1,000명당 출생아 수.

친밀감 Intimacy 사적이고 개인적인 자아를 다른 사람과 공유할 때 느끼는 감정.

친밀한 파트너의 폭력 IPV(Intimate Partner Violence) 친밀한 관계의 맥락에서 발생하는 정서적, 언어적, 신체적, 성적 학대의 패턴. '가정 폭력', '파트너 학대', '관계 학대', '데이트 폭력'이라고도 부른다.

ㅋ

캐주얼 섹스 Casual sex 서로 사귀지 않는 사람 사이의 섹스.

커밍아웃 Coming out 레즈비언, 게이, 양성애자, 트랜스젠더, 퀴어, 퀘스처닝 등 자신의 정체성을 받아들이고 공개하는 과정. "벽장에서 나오다 (coming out of the closet)"에서 유래한 말이다.

케겔 운동 Kegel exercise 요실금 예방과 개선, 성감 개선, 출산 후 질 근육 회복 등을 위해 근육을 조였다가 풀어주면서 배뇨를 멈추는 운동. 내부 근육을 운동하는 것이므로 언제 어디서나 할 수 있다.

콘돔 Condom 섹스할 때 음경에 착용하는 얇고 신축성 있는 주머니. 대부분 라텍스나 플라스틱(폴리우레탄이나 폴리이소프렌 등)으로 만들고, 양가 죽으로 만들기도 한다. 콘돔은 임신과 성병을 동시에 예방해줄 수 있으 며 처방전 없이 살 수 있는 피임 도구인데, 한 가지 예외가 있다. 양가죽 콘돔은 성병은 막지 못한다.

쿠퍼샘 Cowper's glands 사정에 대비해 요도를 준비시키는 투명한 액체(쿠 퍼액)를 생성하는 기관. 쿠퍼액은 요도의 마찰을 줄여 정액이 쉽게 통과 할 수 있게 한다.

쿠퍼액 Precum 성적으로 흥분한 상태에서 사정 전에 음경에서 흘러나오는 액체. 정자가 들어 있는 경우도 있다.

퀘스처닝 Questioning 자신의 성적지향이나 성정체성에 대한 확신이 없는 것.

퀴어 Queer 스트레이트(이성애자)와 시스젠더가 아닌 다양한 성적 정체성 과 성정체성을 지칭하는 말. 과거 퀴어는 비꼬는 말로 사용됐고, 어떤 사 람들은 여전히 불쾌하게 느낄 수도 있다. 하지만 많은 사람이 자신들을 구분하기 위해 이 단어를 자랑스럽게 사용한다.

퀴프 Queef 질에서 공기가 배출되면서 나는 소리. 질 삽입섹스를 하거나 질에 물체(탐폰, 손가락, 섹스 토이 등)를 넣을 때 공기가 함께 들어가는 경 우가 있다.

클라미디아 Chlamydia 박테리아가 원인이며 항생제로 치료할 수 있는 매 우 흔한 성병. 치료하지 않고 방치하면 불임과 관절염을 유발할 수 있다.

클라이맥스 Climax 오르가슴 또는 오르가슴에 다다르는 것.

클로짓 Closet 벽장 안에 있는 것. 본인 또는 다른 사람들과 자신의 LGBTQ+ 정체성을 공유하지 않거나 공유할 수 없다는 뜻.

클리 Clit 음핵(클리토리스)의 줄임말.

탐폰 Tampon 월경혈을 흡수하기 위해 질 안에 넣는, 흡착성 면이나 기타 섬유질로 만들어진 단단한 일회용 롤.

태반 Placenta 임신 중 포궁 벽에 형성되는 기관으로, 태아에게 산소 등 영양분을 공급하고 태아의 노폐물을 제거한다.

태아 Fetus 임신 10주차에 배아로부터 발달해 태반을 통해 영양분을 공급받는다.

테스토스테론 Testosterone 고환에서 생성되는 안드로겐 호르몬으로, 난소에서도 소량 생성된다. 일반적으로 남성의 2차 성징과 관련이 있다. 트랜스 남성이 성전환 치료의 일환으로 합성 테스토스테론을 복용하기도 한다.

트랜스 Trans 트랜스젠더의 줄임말. 젠더 표현/성정체성이 출생 시에 부여된 성별과 다른 사람을 가리키는 일반적인 용어. 성정체성과 젠더 표현이 사회 규범과 맞지 않는 모든 사람이 포함되도록 트랜스 끝에 별표(trans*)를 붙여 의미를 확장하기도 한다.

트랜스젠더 Transgender 젠더 표현/성정체성이 출생 시에 부여된 성별과 다른 사람을 가리키는 일반적인 용어.

트랜스포비아/혐오증 Transphobia 트랜스젠더이거나 비관행적 젠더 사람들 또는 이렇게 보이는 사람들에 대한 두려움과 증오.

ㅍ

팜므 Femme '페미닌(여성적)'으로 여겨지는 젠더 표현과 관련된 정체성.

페미니즘 Feminism 모든 젠더의 사람들이 공평한 경제적, 정치적, 성적, 사회적 권리를 가져야 한다는 믿음.

페미닌(여성적) Feminine 어떤 문화에서 소녀/여성이 되는 것과 연관되는 외모와 행동의 양식 및 방법.

포경수술/할례 Circumcision 음경의 포피나 음핵의 일부를 제거하는 수술.

포궁 Uterus 월경을 하고 임신이 발달하는 배 모양의 생식기관.

포르노 Porn(Pornography) 성적 흥분을 위해 만들어진 영상, 사진 또는 단어.

포피 Foreskin 음경의 귀두(머리)를 덮어 보호하는 피부 조직으로, 발기하면 뒤로 젖혀진다. 포경수술을 받은 음경은 포피가 제거돼 있다.

폴리아모리 Polyamory 관련자들의 동의를 모두 얻어 동시에 여러 명과 성적 관계나 연애 관계를 맺는 것.

프로게스테론 Progesterone 난소에서 생성되는 호르몬으로 사춘기, 월경, 임신을 조절하는 역할을 한다.

프로초이스 Pro-choice 안전하고 합법적인 임신중절에 대한 권리를 지지하는 것.

플라토닉 Platonic 성적이지 않은 것.

플랜비 Plan B 레보노르게스트렐 성분의 응급피임약 브랜드. 일반 피임약에 들어 있는 것과 같은 종류의 호르몬이다. 미국에서는 나이나 젠더에 관계없이 누구나 처방 없이 약을 구매할 수 있다. •

피임 Birth control 임신을 예방하는 것.

피임 Contraception/Contraceptive 임신을 예방하기 위해 사용하는 모든 행동, 장치, 약물 또는 절차.

피임 효과 Method effectiveness 특정 피임법이 임신을 얼마나 잘 예방하는지를 뜻하는 말.

ㅎ

항문섹스 Anal sex 음경이나 섹스 토이를 항문에 넣는 섹스.

항생제 Antibiotics 박테리아 감염을 치료할 때 쓰는 약.

헤르페스 Herpes 서로 다르지만 유사한 두 가지 바이러스에 의해 생기는 흔한 성병. 제1형 바이러스(HSV-1)와 제2형 바이러스2(HSV-2)가 있다. 두 종류 모두 생식기나 입 주변에 수포를 유발할 수 있다.

헤테로섹슈얼/이성애 Heterosexual 다른 젠더의 사람에게 끌리는 것.

호르몬 Hormones 우리의 몸과 뇌에 변화를 일으키는 화학물질. 자연적으로 존재하며 연구실에서 합성할 수도 있다.

호르몬 피임 Hormonal contraceptives 호르몬을 이용해 임신을 예방하는 피임법. 임플란트, 호르몬 성분이 들어 있는 자궁내피임기구, 경구피임약, 패치, 링, 주사 등이 있다.

호모섹슈얼/동성애 Homosexual 같은 젠더의 사람에게 끌리는 것.

호모포비아/동성애 혐오증 Homophobia 게이, 레즈비언, 양성애자에 대한

● 옮긴이 주: 한국에서는 의사의 처방전이 필요하다.

두려움이나 증오.

효모 감염 Yeast infection 자연적으로 질이나 몸에 사는 효모가 과도하게 자라면서 생기는 질염의 일종으로, 칸디다 알비칸스라고도 한다. 효모 감염은 음경이나 입에도 발생할 수 있다. 입이나 목에 생긴 효모 감염을 '아구창'이라고 부른다.

후천면역결핍증 / 에이즈 (AIDS) HIV의 가장 진행된 단계.

흥분 Excitement 욕구와 자극에 대한 신체적 반응. 성 반응 주기의 두 번째 단계.

감사의 말

가장 먼저, 현장에 계신 모든 성교육자께 감사를 표하는 것이 중요하겠지요. '모든' 분께 감사드립니다. 여러분 중 일부는 학교에 있고, 몇몇은 비영리단체에서 일하고 있을 겁니다. 또 일부는 단지 청소년들이 여러분을 대화하기에 안전한 어른이라고 생각하고 믿는다는 이유만으로 그들의 고민을 함께 나누고 계시겠지요. 여러분 모두, 감사합니다. 이 책을 여러분의 봉사와 열정에 바칩니다. 플랜드 패런트후드 록키산맥 지사의 '책임 있는 성교육 연구소' 소속인 우리 교육자들은 이 책을 통해 여러분과 함께하게 되어 정말 자랑스럽습니다.

문자메시지로 질문을 보내준 모든 청소년에게 특별히

감사드립니다. 여러분이 어디에 살든 여러분을 돕는 자원이 되기 위해 헌신하겠습니다. 우리를 믿어줘서 고맙습니다.

미국 플랜드 패런트후드 연합과 트랜스학생 교육자원 협회에 감사드립니다. 여러분과 함께 일하게 되어 영광이었습니다. 청소년들이 건강한 삶을 위해 필요한 정보를 얻을 수 있도록 지원을 아끼지 않은 데에 대단히 감사드립니다.

전국의 플랜드 패런트후드, 특히 록키산맥 지사에 감사를 표하고 싶습니다. 우리는 모든 사람이 마땅히 누려야 할 재생산의 자유를 위해 계속 싸우겠습니다. 이 책의 일부가 되어 자랑스럽습니다.

이 책과 ICYC 문자 서비스에 기여해주셔서 대단히 고맙습니다.

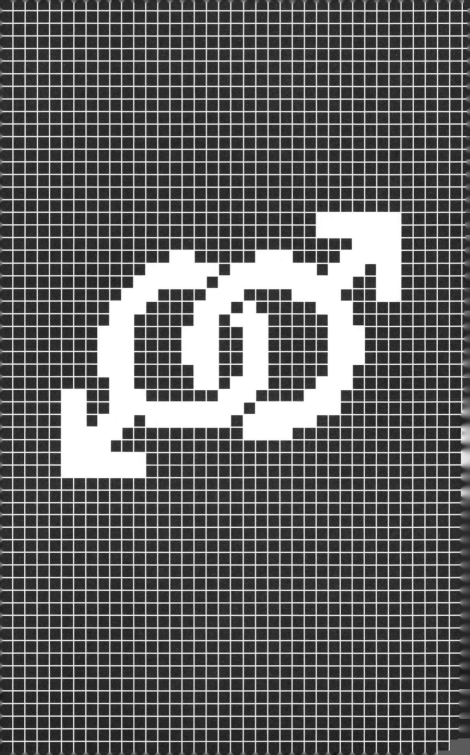

혼자 고민하지 말고,
함께 길을 찾아요

성교육

아하! 서울시립청소년성문화센터 www.ahacenter.kr

탁틴내일 www.tacteen.net

한국양성평등교육진흥원 젠더온 genderon.kigepe.or.kr

성소수자 상담

청소년성소수자위기지원센터 띵동 www.ddingdong.kr

한국게이인권운동단체 친구사이 chingusai.net

한국레즈비언상담소 lsangdam.org

한국성적소수자문화인권센터 www.kscrc.org

성폭력 상담

여성긴급전화1366(지역번호+1366) women1366.kr

장애여성공감 부설 장애여성성폭력상담소 wde.or.kr

한국성폭력 상담소 www.sisters.or.kr
한국여성민우회 성폭력 상담소 womenlink.or.kr
해바라기센터
    www.stop.or.kr/modedg/contentsView.do?ucont_id=CTX000
    090&srch_menu_nix=l3vdU8Xo#tab5
탁틴내일 아동청소년성폭력상담소 www.tacteen.net

디지털 성폭력 상담

청소년사이버상담센터 cyber1388.kr
한국사이버성폭력대응센터 cyber-lion.com
한국여성인권진흥원 디지털 성범죄 피해자 지원센터 d4u.stop.or.kr

가출, 청소년성매매 상담

십대여성인권센터 www.teen-up.com
한국여성인권진흥원 지원 성매매피해상담소
    www.stop.or.kr/modedg/contentsView.do?ucont_id=CTX000
    090&srch_menu_nix=l3vdU8Xo#tab5

가정폭력 상담

한국여성의전화 www.hotline.or.kr

성교육이 끝나면 더 궁금한 성 이야기

1판 1쇄 발행일 2020년 10월 23일
1판 2쇄 발행일 2021년 5월 10일

지은이 플랜드 패런트후드
옮긴이 우아영

발행인 김학원
발행처 (주)휴머니스트출판그룹
출판등록 제313-2007-000007호(2007년 1월 5일)
주소 (03991) 서울시 마포구 동교로23길 76(연남동)
전화 02-335-4422 **팩스** 02-334-3427
저자·독자 서비스 humanist@humanistbooks.com
홈페이지 www.humanistbooks.com
유튜브 youtube.com/user/humanistma **포스트** post.naver.com/hmcv
페이스북 facebook.com/hmcv2001 **인스타그램** @humanist_insta

편집주간 황서현 **편집** 김나윤 김선경 **디자인** 유주현 **일러스트** 최진영(@jychoioioi)
용지 화인페이퍼 **인쇄** 청아디앤피 **제본** 민성사

한국어판 ⓒ (주)휴머니스트출판그룹, 2020

ISBN 979-11-6080-497-3 43510